NHKスペシャル

脳がよみがえる

脳卒中・リハビリ革命

NHK番組制作ディレクター
市川 衛〔著〕
Ichikawa Mamoru

主婦と生活社

NHKスペシャル
脳がよみがえる
脳卒中・リハビリ革命

CONTENTS

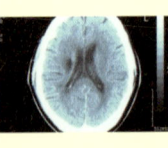

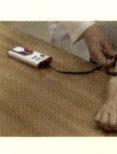

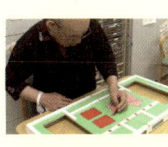

※本書に登場した方々の年齢は、番組放送時のものです。

はじめに

〝ラク〟したほうが効果的!?　脳卒中・リハビリ革命

「指で輪を作ってみてください」

そう言われた脳卒中の患者さんが必死に試みても、思うように動かない指先。

なのに、わずか10分のリハビリ後に、指先が自在に動き出した。


鹿児島大学病院霧島リハビリテーションセンター。

山奥の温泉地にある、わずか50床という小さなリハビリ施設を取材している際、私が目の当たりにした風景です。

じつはこの患者さんは、２０１１年秋に放送予定のテレビ番組「ＮＨＫスペシャル 脳がよみがえる～脳卒中・リハビリ革命～」でキャスターを務めた藤田太寅《たかのぶ》さんです。藤田さんはＮＨＫの経済分野の記者として大活躍してきた私たちの先輩ですが、不幸にもこの４年前、脳卒中に倒れ左半身にマヒが残り、左手で細かな作業をすることができませんでした。

冒頭のできごとは、藤田さんが番組の取材のため、私たちとともにリハビリの専門病院に出向き、数年前に確立されたばかりのリハビリ法を実際に体験してみたときに起きました。「人差し指と親指で輪を作る」という、健康な人にとってはなんでもないその動きを、藤田さんはこの4年間、することができなかったのですが、わずか10分のリハビリを受けたのちにしてみると、やすやすとそれができたのです！

「へー、できるんだ、僕にも！」と心の底から驚くその表情を見たとき、私の頭には「奇跡」という、取材者として気軽に使ってはならない言葉が浮かびました。しかし話を聞いてみると、その光景はセンターの職員にとっては驚くべきことでもなんでもない。起きるべきことが当たり前に起きたという、「奇跡」と対極にある現象だというのです。

❋ どんなに重い脳卒中でも、改善の道はある！

脳卒中——脳の血管が破れたり詰まったりして脳の細胞が傷つく、怖い病気です。手足にマヒが残り、日常生活を送ることが難しくなり、リハビリが必要になります。

英語では脳卒中のことを、「STROKE《ストローク》」と表現します。

その意味は、「神の一撃」。ある日前触れもなく、まるで天罰であるかのように私たちを襲い、そして非力なる人間にはどうしようもないもの。この言葉には、そんな意味が込められています。

しかし最近では、状況は大きく変わってきています。最先端の専門家の間では、脳卒中のことを「BRAIN《ブレイン》　ATTACK《アタック》」（脳への攻撃）と呼ぶ人がどんどん増えているといいます。もはや脳卒中は「神の領域」ではなく、治療し改善し得る病気であると考えられるようになってきたのです。

その大きな要因が、「リハビリ技術の進歩」です。

脳の外側からその人の考えを読み取り、その人が「指を動かそう」と正確に思えたときだけ、モーターで指を動かす。

これは、近未来SF映画の1シーンではありません。

いま、ある大学病院で脳卒中の患者さんのリハビリとして、実際に研究が進んでいる方法です。

脳から出る命令を増幅し、筋肉に伝えることで、指を動かしやすくする「脳命令増幅器」。

「こんな機械、あったらいいな〜っ」という、夢の話ではありません。
この増幅器、すでにたくさんの患者さんに使われ、従来のリハビリではちょっと考えられなかったような改善を示す患者さんが実際に出てきています。

かって、脳卒中が原因で起きたマヒなどの後遺症を改善するのは難しいと考えられていました。

とくに病気になってから数か月以上も時間がたった後遺症に関しては、一生お付き合いするものとあきらめて、残された能力をいかに伸ばすかということが重視されてきたのです。
「もう、大きな改善は難しいですね」――そう言われ、患者さんや家族は動かぬ体に絶望し、涙するしかありませんでした（もちろん、医師は悪気があってこう言っているわけではありませんし、いい意味で〝あきらめる〟ことが結局は患者さんのためになるケースもたくさんあります。そのことについては本編で）。

しかし最近になって状況が変わり、素人からすると「奇跡？」としか思えないことが次々と可能になってきています。

脳卒中が起きたとき、脳の中では何が起きているのでしょうか？

なぜ、脳卒中が起きると、体は動かなくなるのでしょうか？

どれだけ願っても、体が動かないとき、外側から見たら、いや、きっと患者さんご本人にとってすら、脳は活動する力をまったく失ったかのように見えます。

しかしその内部では、「なんとか動かそう、なんとか回復しよう」とする必死の作業が常に常に、行われています。ここ10年ほどで脳の働きを調べる新技術が登場してきた結果、今までは無視されてきた脳の「内なる働き」が見えてきたのです。それは「よくもここまで」と感動を覚えるほどに、ドラマチックな働きでした。

この本でお伝えする〝リハビリ革命〟。

それは、この「内なる働き」の理解が進んだことによって生み出されたものです。傷ついた脳が潜在的に持つ回復力は、残念なことに、正しい方向に導いてあげなければ、しだいに弱まってしまいます。一方で、もしこの回復力をきちんと方向づけてあげられれば、どんなに脳卒中が重いものであっても改善の道はある‼　その「導き方」が、少しずつ見えてきています。

しかもうれしいことに、この本でご紹介するリハビリの多くは、患者さんのつらい訓練を手助けして〝ラク〟にすることを目指しています。

私たちはリハビリというものに対し、〝とにかくがんばらなければ〟という印象を持ちがちです。もちろんそれも大切なのですが、しかし最新の研究は、リハビリの効果を上げるには単に努力を強いるだけではなく、効率的にできるよう工夫を加えることが重要だということを明らかにし始めています。私たちが日常普通に行う「ある行動」のやり方をちょっと変えるだけでもリハビリの効果を高めることができる、ということを示した研究もあります。

❋脳卒中の人は身近にいないし、興味がないというあなたへ

最新の調査によれば、日本での脳卒中患者数は2010年時点で280万人ほど。高齢化とともに今後も数万人単位で増えると考えられています。毎年、脳卒中の治療に投入される医療費は1兆5000億円以上。介護が必要になる原因のダントツ1位（27・3％）でもあります。

また、つい最近、世界脳卒中機構（World Stroke Organization）という国際機関が行ったキャンペーンによると、世界人口のなかで、不幸にも脳卒中を経験してしまうのは「6人に1人」。つまり私たちが一生のうちに脳卒中を経験する可能性は、約17％に達します。

「なーんだ、思ったより低いなぁ……」なんて、思った人もいるかもしれません。

でも、考えてみてください。両親、兄弟、近い親戚、恋人・配偶者、親友、恩師……。人生にとってかけがえのない存在の人の数を指折り数えてみると、6人ぐらいはすぐ超えてしまいませんか？

つまり、脳卒中は決して他人ごとではありません。自分もしくは周囲の大切な人にほぼ100％に近い確率でふりかかってくる、とても身近で大きな問題なんです。

だからこそ、声を大にして言いたいのです。

「こんな身近な病気について知らないなんて、ソンですよ！」

ここ数年間で次々と発表されている、脳リハビリ関連の画期的な研究成果。その成果によって、脳卒中の後遺症を軽くし、ご自身やご家族の生活の負担を格段にラクにできる患者さんたちが増えています。ただ一方で多くの人が、それらの情報を知らないばっかりにソンしている……、それもまた事実なんです。

残念なことに、そうした情報の多くは、難しい専門用語で書かれていたり、そもそも英語でしか書かれていなかったりします。さらには、運よくその結果がとてもわかりやすい形で書かれていたとしても、そのデータにどんな意味があるのかが間違って伝わってしまったり、過剰な希望的観測とともに語られてしまったり……そんなケースが多いんです。

こうした状況が起きてしまう背景には、専門的な難しい情報を正しく読み解き、わかりやすく提示するのが仕事の、私たちマスコミの怠慢があることは間違いありません。今回の取材では、そうした自らへの反省も踏まえて、自分なりに3つの目標をもうけました。

・なによりも最新の情報を伝えよう!
・どこよりもわかりやすく正確に伝えよう!
・いますぐ暮らしに役立つ形で伝えよう!

これからこの本のなかでご紹介する情報は、もちろん、いま脳卒中の後遺症に苦しむ患者さんやご家族にとって非常に参考になるものだと思います。でも、それだけではなく、いま脳卒中なんて病気に興味もない、周辺に患者さんなんてまったくいないという方にもぜひ、「6人に1人」になってしまったときに備えて知っておいていただきたい情報です。

かつて脳卒中になると、脳が破壊され、活動は失われると恐れられた時代がありました。ですが、いまや私たちは知っています。

病いによるダメージが、垂れこめる雲のようにその働きを覆い隠し、脳は一見すべての働きを止めているかのように見えるけれど、その内側では、常に回復のための必死の働きが行われ続けていることを。

NHKスペシャル「脳がよみがえる～脳卒中・リハビリ革命～」

担当ディレクター　市川衛

第1章

脳卒中の常識が変わった！

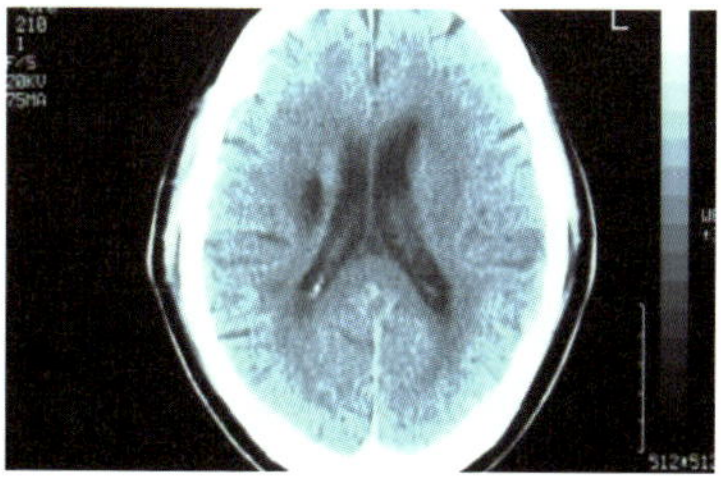
218
1
F/S
L

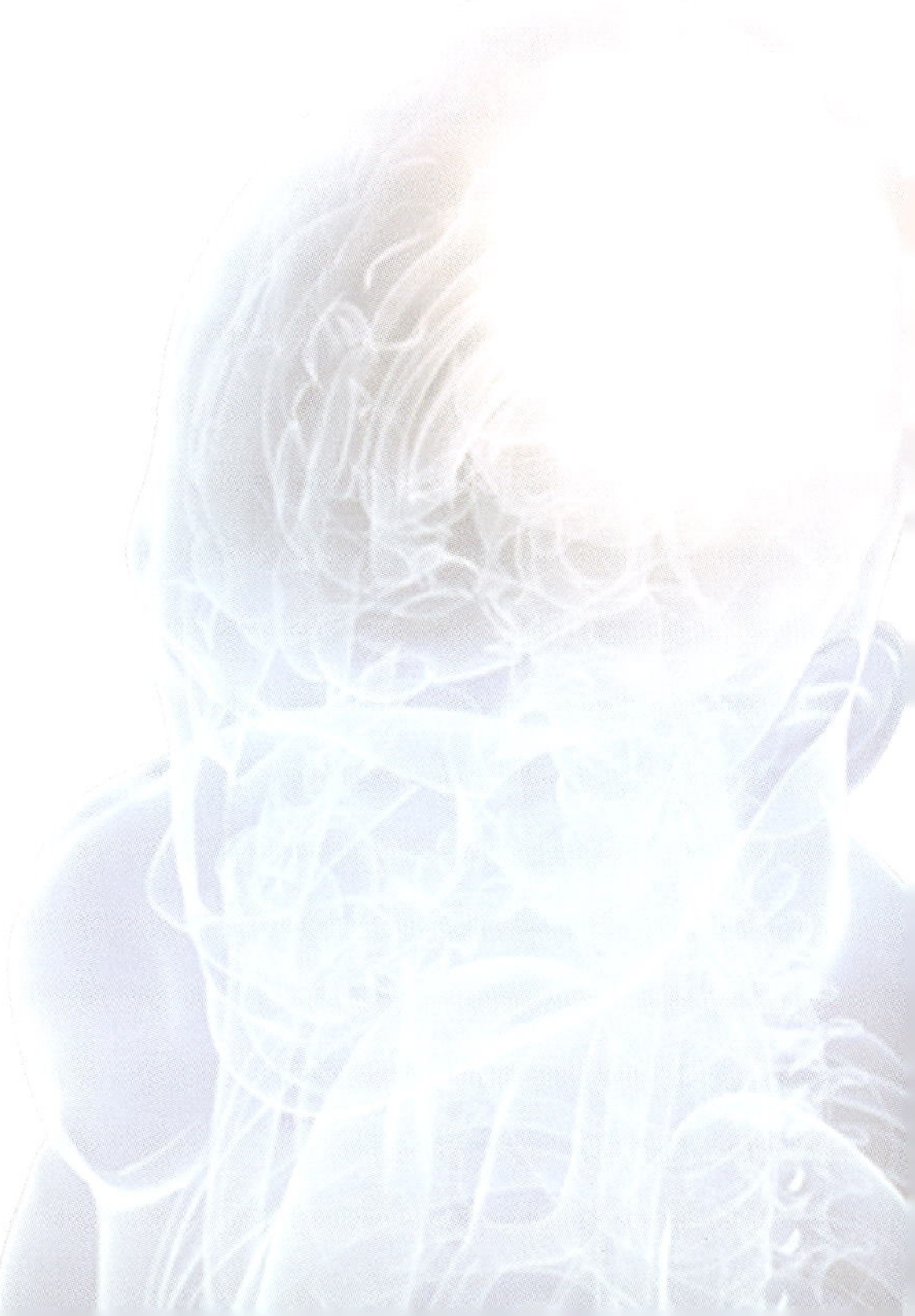

❊いきなりですが、問題です

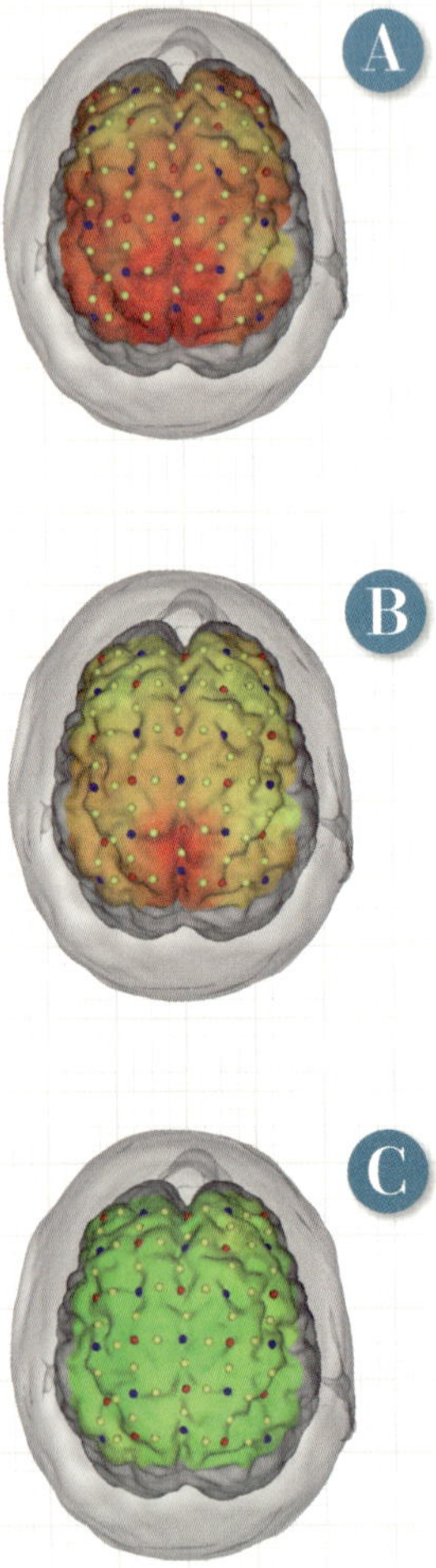

右の3つの画像は、ある脳卒中の患者さんの手のマヒが治っていく過程で脳の活動の変化を見ていったもの。次の2つのうち、治っていく正しい順番に並んでいるものはどちらか？

ヒント　脳が活性化した部分は赤く表されています。

（1）Ａ→Ｂ→Ｃ

（2）Ｃ→Ｂ→Ａ

「Ａが改善した後で、Ｃが改善する前！　だからＣ→Ｂ→Ａで（2）が正解！」と答えた方が多いだろう。マヒが改善したのだから、脳が活性化していて当然！　……でも、じつはそうではない。

正解はＡが「改善前」、そしてＣが「改善後」。つまり、脳が活性化している状態は、少なくともマヒの改善という意味においては、よいことではないのだ。

これは、私たちが一般的に持っているイメージに反する。数年前に爆発的に広がった脳トレブームの際、こうした脳が赤く活性化する画像は、視覚的にわかりやすいこともあり多くの人の目に触れることになった。その影響か、脳が「活性化」するのはよいことで、それが落ちるのは悪いことというのが常識となった。

しかし、脳卒中リハビリの第一線で活躍する研究者によると、その考え方は誤りだという。脳が活性化しないですむ状態、つまり「がんばらず、ラクに動かす」ことが、マヒを改善するためにはもっとも効率がいいというのだ。

今回、脳卒中のリハビリについて取材するなかで痛感したのは、いかに私たちが、これほど「身近な病気」について知らないのかということ。一生のうち6人に1人が経験するとさえいわれていながら、「脳卒中って、どんな病気？」と聞かれると、答えに詰まる人が多いのではないだろうか？

「脳卒中」が発症するそのとき、どんなことが起きるのか？
そのあと、どんな回復過程をたどるのか？
どうすれば効率よく、失った機能を改善できるのか？

私は取材のなかで、脳卒中の後遺症と闘っている患者さんご本人や介護するご家族からお話を伺った。しかしそうした「現場」にいる方々ですら、誤った情報を信じ込んでいるケースも多く存在した。

正確な情報を知らないばっかりに、せっかく必死でしているリハビリや介護の方向を間違えてしまい、必要以上に負担を背負ってしまったり、精神的に追い詰められてしまったりするケースもあった。

そこでこの章では、まず脳卒中に関する基礎知識、そして従来の常識がいまどのように変わりつつあるのかという点について紹介したい。

❋脳卒中の発症時は、ほかの病気と間違えやすい

さて、まず基本の質問。「脳卒中」とは何だろうか？

大辞林第三版によると、「脳の血管の障害により、突然意識を失って倒れ、手足などに麻《ま》痺《ひ》をきたす疾患。脳梗塞《こうそく》・脳出血・蜘蛛《くも》膜下出血などに見られる。一般には、脳出血と同義に用いられることがある。卒中」となっている。

要は、「脳の血管が急に詰まったり切れたりして、脳が傷ついてしまう病気」と理解すれば大きな間違いはない。なお出血とひと言にいっても、急にブチッと切れて大量出血といったケースと、小さな穴があいてじわじわと出血するというケースがあると思うが、脳卒中と

いった場合は、前者のケースがイメージに近い。

ここまで読んで、ドラマや健康情報番組などでおなじみのシーンをイメージされた人もいるかもしれない。

とある女性が、水仕事をしているとき、突然、脳に激痛が！「あー」と叫んでいるうち、意識が消失。ばったりと倒れる。異変に気づいた家族が呼んだ救急車で病院へ向かうが、意識は戻らず、救急隊員による必死の心臓マッサージが行われる……。

ところがこんなケースは、皆無とまではいわないが、じつはけっこう少数派。脳卒中で激痛が起きるのは、「くも膜下出血」という病気が原因になっている場合がほとんどで、全体の10％ほどを占めるにすぎない。脳卒中の９割ほどを占める「脳梗塞」や「脳出血」の場合、痛みがメインで発症に気づくことはそれほど多くないのだ。

では、脳梗塞や脳出血を起こしたとき、どんなことが起きるのだろうか？　実際に脳卒中になられた方の、貴重な体験談をご紹介しよう。

●ケース１

「寒い朝、２階の寝室で目が覚めました。朝食前に、同窓会のお知らせを作ってしまおうとワープロに向かったんです。そのとき、大きなくしゃみを５回ほどしました。

そこからです。なんだか左手の調子がおかしくなって。お知らせを印刷しようとしても、左手がうまく動かせず、紙を持てない。おかしいな……と思いつつ、１階の居間に下りて朝食をとることにしました。

でも左手の調子はどんどん悪くなって、ついには動かせなくなってしまいました。〝病院に行こう〟と思って着替えをしに２階に上がり、イスに腰掛けようとしたら……。体中の力が抜けたようになり、床に倒れました」

●ケース２

「なんとなく気分がすぐれなくて、気持ちが悪いな……と思っていました。疲れのせいかもと思い、病院へ行くことに。ふだんとなんら変わらず車を運転して病院へ行き、外来で診察を受けると、なんとなく上手にしゃべれない。

〝念のため〟と言われて受けた検査で、脳出血だと診断。すぐに治療が行われましたが症状はどんどん悪化し、気づいたら右手が動かなくなっていました」

どうだろう？　なんとなく、抱いていたイメージと違ったのではないだろうか？

なお、社団法人日本脳卒中協会のホームページ（http://www.jsa-web.org/stroke/）によると、脳卒中の主な症状として以下の5点があげられている。

❶片方の手足・顔半分の麻痺《まひ》・しびれが起こる（手足のみ、顔のみの場合もあります）
❷ロレツが回らない、言葉が出ない、他人の言うことが理解できない
❸力はあるのに、立てない、歩けない、フラフラする
❹片方の目が見えない、物が2つに見える、視野の半分が欠ける
❺経験したことのない激しい頭痛がする

「激しい頭痛」というのもあるものの、ほかにもじつにさまざまな種類の初期症状があることがわかる。そのほかにも取材では「気持ち悪い」「めまいがする」などの症状を感じた、というお話を伺った。

脳卒中で初期に起きる症状は、思った以上にほかの病気や単なる体調不良と間違えてしまいやすいことがわかるだろう。前掲の５つの症状の複数に当てはまった場合、とくに「しびれ」というものがあったら、すぐに医療機関を受診することをお勧めする。

なお、こうした初期の症状は、短時間で消失してしまうケースも多い。しかしそのまま放っておくと、その後、大きな発作に襲われる危険が高いことがわかっている。もし疑わしい症状が出た場合は、消えたといっても油断せず、念のため医療機関の受診をしてほしい。

発症後数分――「神経細胞の窒息」が始まる

続いては、脳卒中が起きたとき、脳の中ではどんなことが起きているのか？　ということを紹介したい。

ご存じのとおり、私たちの脳は、たくさんの神経細胞が集まってできている。その数は大脳で数百億、小脳で千億、脳全体では千数百億個にもなるといわれる。

それぞれの細胞の大きさは、もっとも大きいものでも０・１㎜ほどでしかないが、脳全体の神経細胞から出ている軸索（電線のようなもの）などをすべてつなげると、１００万㎞もの長さになるといわれている。
この100万㎞という長さは、日本にある道路をすべてつなげた距離（約126万㎞）に匹敵するという。私たち全員が持っている脳の、その気が遠くなるほどの精密さがわかるだろう。この、巨大でかつ精密なネットワークを構成する神経細胞の一つひとつが電気を出し、その信号が駆け回ることで、脳の高度な働きが行われている。

神経細胞がほかの細胞と大きく違うのは、この「電気を使って信号を伝える」という性質を持っていることだ。しかし一方で、神経細胞はとてもひ弱な存在でもある。常に血液を通じて、たくさんの栄養と酸素を届けてもらわないと働けないどころか、生きていくことさえできない。優秀だけれど繊細な「エリートくん」といえるかもしれない。

エリートくんを支えるために、脳の中には、とてもたくさんの血管が網の目のように走っている。これらの血管の中を血液が流れ、たくさんの栄養と酸素を届けることで、エリートくんは脳の中で元気に働き続けることができる。この大切な血管が詰まってしまったり、破れてしまったりするのが「脳卒中」だ。
血液が運んでいた栄養と酸素が届かなくなると、エリートくんは働けなくなり、ついには死んでしまう。完全に酸素が行かなくなってしまえば、神経細胞が死ぬまで、わずか数分しかかからない。

たとえば皮膚の細胞であれば、一部が死んでしまってもほかの細胞が分裂してそこをふさいでくれるので、元どおりになる。ところが神経細胞の場合は、そうはいかない。神経細胞は原則的に「分裂する」という機能を持っていないため、いちどある場所の神経細胞が死んでしまうと、その部分の傷をふさぐことはできないのだ。

これは、人間の神経細胞が複雑なネットワークを組んでいるため、むやみに分裂する機能があるとネットワークが崩れてしまうなどの理由のためだと考えられている（ただ最近の研究で、ごく一部の場所だけでは、神経細胞が新たに生まれる場合もあるといわれている）。

神経細胞が死ぬと、その細胞が担当していた働きに異常が起きる。手が動かせなくなったり、うまく立っていられなくなったり、めまいを起こしたりといった症状は、この結果出てくることになる。

❊ 発症後数分～3時間――「ペナンブラ」の死

栄養と酸素が途絶えれば、わずか数分で死んでしまう神経細胞。しかし、脳卒中で血管が破れたり詰まったりしても、完全に血流が途絶えてしまうのは脳のほんの一部分にすぎない。血管が詰まっても、わずかに血が流れて酸素や栄養が運ばれ続ける場所のほうが多い。

そうした場所の神経細胞は、わずかな酸素や栄養を生かしてなんとか生きながらえようとする。こうした場所のことは、「ペナンブラ」と呼ばれている。

酸素や栄養が足りない状態になると、神経細胞は助けを求めるがごとく、異常な信号を発することがある。これが「しびれ」という感覚になって感じられる。脳卒中を起こした際に「しびれ」を感じることが多いのは、息絶え絶えの神経細胞が助けを求めて、必死に悲鳴をあげているというふうにイメージしてもいいかもしれない。

残念なことに、せっかく生き残ったペナンブラも、栄養不足の状態が続くと次々に力尽きていく。多くのペナンブラが死んでしまうまで、発症からおよそ3時間程度といわれている。脳卒中が多くの場合、いきなりドーンと症状がくるのではなく、発症直後は少しの症状しか出なかったのに、時間をおいてどんどん悪化していくことが多いのはこうしたメカニズムが影響している。

このペナンブラが死んでしまう前に治療を受け、血液の流れを回復できるかどうかがその後の症状の深刻さを決める最大の要因になる。だからこそ、脳卒中が起きたらできるだけすぐに病院へ行き、血管の詰まりを溶かすなどの処置を受ける必要がある。

繰り返しになるが、ご自分や家族に先ほど紹介した初期症状が表れたと感じたら、「軽いから」と安心せず、速やかに病院で受診してほしい。

❊発症後３時間～数か月――機能回復の「ボーナス期間」

３時間を超えても血液の流れが再開せず、残念ながら「ペナンブラ」が死んでしまったとする。もう絶望的なのだろうか？　……というと、そんなことはない。じつはこの時期、脳は非常に「やわらかく」なるのだ。

通常、脳の神経細胞のネットワークは、ゆるやかに変化する性質がある。あまりコロコロとネットワークが組み替わってしまうようであれば、たとえば数日だけふだんと違うことをしていたら、以前できていたことがまったくできなくなる、ということが起きてしまうからだろう。

しかし脳卒中により脳が傷つくと、脳のネットワークは非常に「やわらかく」なり、急に変化するようになる。わずか数日、場合によっては数時間という単位での変化が行われる。こうした性質は、脳が傷ついた場合に備えて、生まれながらに私たちのなかに備えられた「回復力」のひとつだと考えられている。


以前は、脳卒中が起きたらとにかく安静にしていることが大切だといわれていた。しかし最近はこうしたメカニズムが判明した結果、脳卒中が起きたらできるだけ早くリハビリを始めることの重要さが指摘されている。

この期間に、傷ついた神経細胞のネットワークを無理やりにでも動かそうとし続けていると、そのうち死んでしまった細胞なしでもシステムを作動させる方法が自然にできていき、混乱が収まる。その結果、機能が回復し、再び手や足を動かせるようになる。

そのため、この時期のリハビリは驚くほどの効果を上げる。昨日できなかったことが今日できるようになる……そうした驚くような回復がたびたび起きる。いわば、機能回復のボーナス期間といえる。オーバーワークにならないよう、専門家と相談しながらできるだけリハビリをがんばるよう、本人を励ますことが勧められる。

なお逆に、この時期に十分なリハビリを受けられないと、機能の回復が思うように進まなくなる。さらに、筋肉や関節が異常な形で固まってしまう「拘縮《こうしゅく》」という現象が起きてしまうこともある。こうなると、その後に必死でリハビリをしたとしても大きな改善が難しくなる場合がある。

発症6か月後——症状は安定。大幅な改善は望めない？

発症から6か月ほどたつと、ボーナス期間が終わり、脳の中の状態は安定する。この時期になると、症状は急によくなることもなければ、悪くなることもないといわれている。「退院」し、自宅での介護が始まるのはこの時期からだ。

以前の常識では、「機能の回復」はこの時期で打ち止めといわれていた。この時点で残っている障害は、それを担当する神経細胞が多く死んでしまい、ボーナス期間にすらどうしても復活できなかったものがほとんどと考えられる。そして、いちど死んでしまった神経細胞が復活したり、ほかの神経細胞が分裂してその場所を補ってくれることはない。

であれば当然、ここからは「できなかったことが、できるようになる」という変化は起きにくいと思われていた。

ところが私が取材をしてみると、発症から6か月を超えても「できなかったことが、できるようになる」人がたくさんいることがわかった。歩けなかったのが歩けるようになったり、話せなかったのが話せるようになったり。寝たきりの状態だった人が、立ち上がり、本を読み、日記をつけるまで回復したケースもあった。私が取材したケースの一例をご紹介しよう。

松村延樹さん（80歳）は9年前（2002年）、突然倒れた。病名は脳出血。右の脳にある血管が破れ、広い範囲に出血を起こした。とくに運動をつかさどる部分が大きなダメージを受けた結果、延樹さんの左半身はほとんどマヒしてしまっ

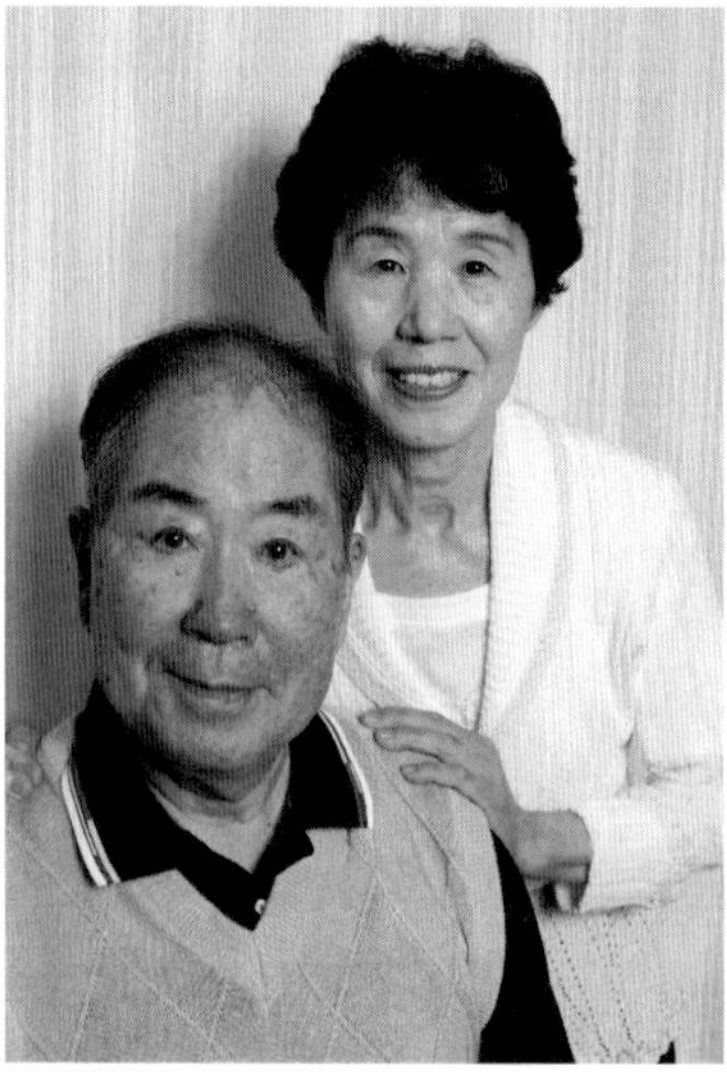

松村延樹さん、扶治子さん夫妻。
ご自宅のリビングで撮影。

た。立ち上がることはおろか、座ることも、話すこともできなくなってしまったのだ。

手術後、１か月ほどたってリハビリが始まった。口の筋肉のマヒをほぐして話せるようにする訓練や、動かない左手を動かそうとする訓練などを行うことになった。症状が日々回復を見せる「ボーナス期」。延樹さんの必死のがんばりもあり、機能は少しずつ回復していった。


半年後、延樹さんは車イスに座れるようになり、杖《つえ》をつけば立てるようにもなった。さらに言語もかなり不明瞭だが発声できるようにもなった（「おはよう」のことを「おぁ」と言える程度）。妻の扶治子さんは、このまま順調にいけば、以前の状態とまったく同じとはいわないまでも、かなり近いところまで回復するのでは……と明るい気持ちを抱いたという。

しかしそんな扶治子さんに、医師から衝撃的な言葉が告げられた。

「ご主人の症状は、これ以上の改善は見込めません」

扶治子さんは、「暗い穴の底に、叩き込まれるような思い」を抱いたという。

延樹さんは歩くことも、一人で立ち上がることも、着替えや食事などを自分ですることもできない。他人が聞き取れるように話すことも、ほとんどできない。この状態で一生介護するのか……と思ったら、おそらく誰でもそんな気持ちになるのではないだろうか？

実際、自宅での介護を始めると、負担は想像を超えていた。延樹さんがトイレなどに行くたび、小柄な扶治子さんが抱き起こし、トイレまで支えていかなければならない。もちろん、食事や着替えなどは完全介護。何よりつらかったのは、心配で目を離すことができず、自分の時間をほとんどとることができなくなったことだった。

「主人は、自分では何もできないわけですから。コトッとでも音がすると、自分が寝ていても、入浴中でも、飛んでいって手伝っていました。もちろん外出もできない。気を抜く時間がまったくなくて……」

介護の肉体的な負担はもちろん大きいものだったが、それ以上に「いつまでこの負担が続くんだろう」という先の見えない気持ちによって、精神的な負担が膨れ上がっていく。そして夫の延樹さんも、できないことばかりの不自由な暮らしのなかで、時に感情を爆発させ扶治子さんをどなりつけることもあった。こうした悪循環のなかで、夫婦はどんどん追い詰められていったという。

そんな状態から約６年が過ぎた３年前のこと、私はある医療機関の取材で松村さんご夫婦の話を聞き、初めてお宅へ電話をした。

「はい、もしもし、松村ですが……」と電話口に出たのは、落ち着いてはっきりと話す男性だった。その男性とは……、なんと、話せなかったはずの延樹さん。「回復しない」はずの延樹さんが、まったく問題なく会話できるようになっていたのだ。

さらにお会いしてみると、延樹さんは杖をつけばぎこちないながらも歩けるようになっていた。扶治子さんの介護の日々は、もちろん続いていたが、延樹さんのできることが増えた結果、買い物のために外出した

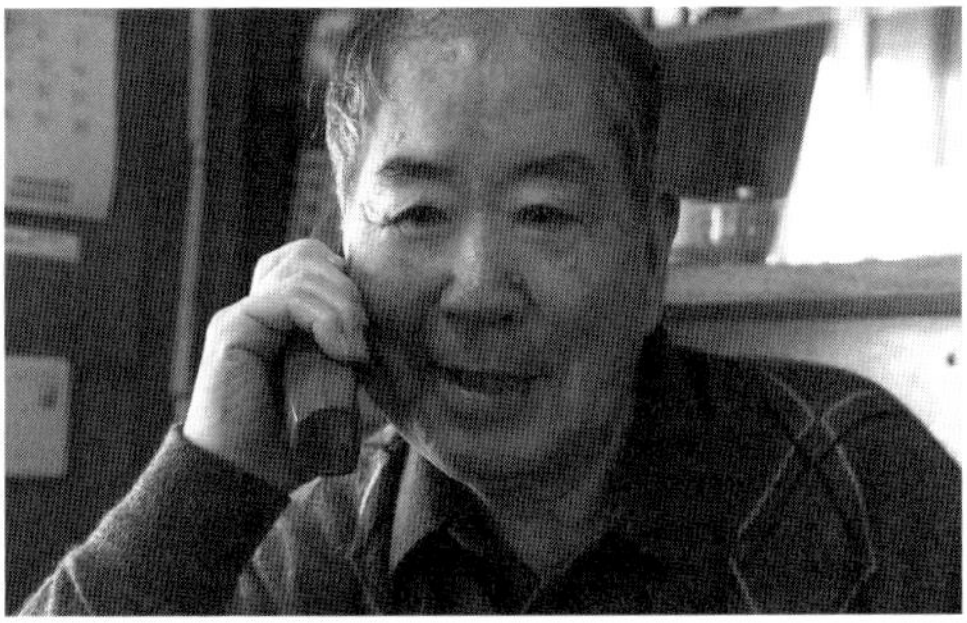
電話を積極的に取るようになり、会話能力をめきめきと取り戻していった延樹さん。声にも力と張りが。

り、庭の手入れをしたりする時間もとれるようになっていた。肉体的、時間的な負担が軽くなったのはもちろん、なにより精神的な負担が減り、介護を楽しんで続けられるようになってきたという。

いったいなぜ、こんなことが起きたのか？

❋「ボーナス期間」を過ぎても、介護の工夫しだいで回復する

２００８年、アメリカである研究結果が発表された。研究の対象になったのは、脳卒中を起こして手の機能がマヒし、６か月以上たった人たちだった。研究者たちは、その人たちの介護をしている人にお願いし、日々の介護にちょっとした工夫を加えてもらった。するとその結果、手で日常生活を行う能力が格段に回復したのだ。

６か月を超えたら起こらないはずの回復を可能にした「介護の工夫」とは、どのようなものだったのか？　それはじつは、とても単純なことだった。

日常生活のなかで、マヒした手を本人ができるだけ使えるように工夫したのだ。食事のと

マヒした手の使用量

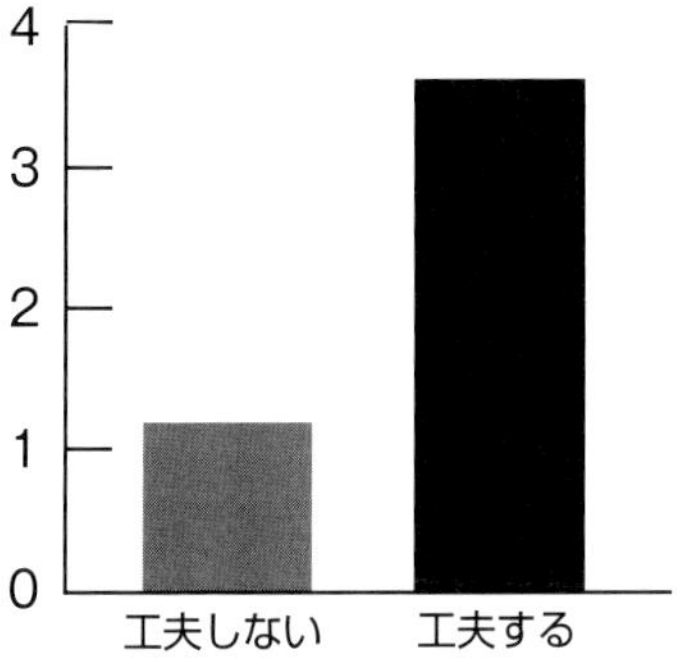

脳卒中で長年、手がマヒした人たちが、マヒした手を使えるような環境を整えたところ、手の機能が３倍近くも改善した。

（Taub et al.Society for Neuroscience 2008）

きに形や大きさが持ちやすいよう工夫されたフォークやスプーンを用意したり、材料を大きめにカットして取りやすくするなど料理の方法を工夫したり……。

そして介護する人たちが、専門家のアドバイスを受けながら、努力する本人を励まし支え続けた。ただ、それだけのことで、大幅な回復が可能になったのだ。

脳出血でさまざまな機能を失ってしまった延樹さんに対して、妻の扶治子さんが行った介護には、じつはこの「失った機能を日常生活で使おうとする」ための工夫が随所に織り込まれていた。いわば、毎日の生活のなかで常にリハビリをし続けていたようなものだった。

１年、２年とそうした生活を続けるなかで、何千、何万回と「動かそう、動かそう」とし続けたことで、延樹さんの脳が変化し、いろいろなことをすることができるようになった。

　といっても扶治子さんは、マヒが治ると思ってこうした努力をしていたわけではない。扶治子さんが介護の工夫を始めたきっかけ、そこには夫の「将来」を考えた、切実な思いがあった。

「いまは私が全部やってあげられるけれど、もし自分が倒れたら、この人は暮らしていけなくなってしまう。身の回りの最低限のことだけでも、〝自分で〟できるようになってもらわないと……」

　倒れてから1年、延樹さんは口の筋肉がマヒしたため、うまく話せない状態が続いていた。話せない状態のままだと、もし扶治子さんが病に倒れ、プロの介護が必要になったときに自分の気持ちや悩みを介護者に伝えられず、大きな問題が出る可能性がある。

　当時、扶治子さんが観察したところ、延樹さんがうまく話せない状態が続いている根本にはどうやら「話す機会が少ない」という問題が隠れているようだった。

　夫婦ふたり暮らしだと、どうしても以心伝心で伝わる部分があり、少ない言葉しか発することがない。延樹さんがもともと、それほどたくさん話すタイプではなかったこともあり、

扶治子さんが行った介護の工夫

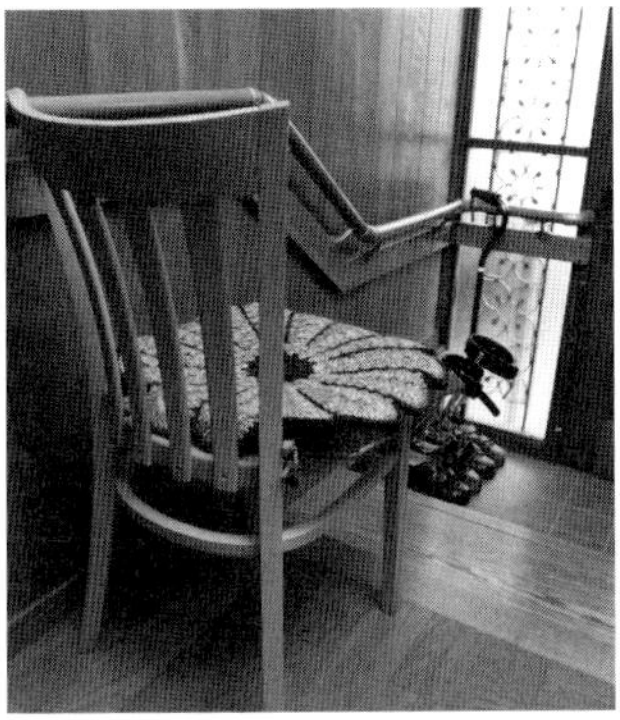

延樹さんが外出するとき必要な歩行器具を、取り出しやすいよう玄関に。一人で装着できるよう、イスも玄関に置いた。

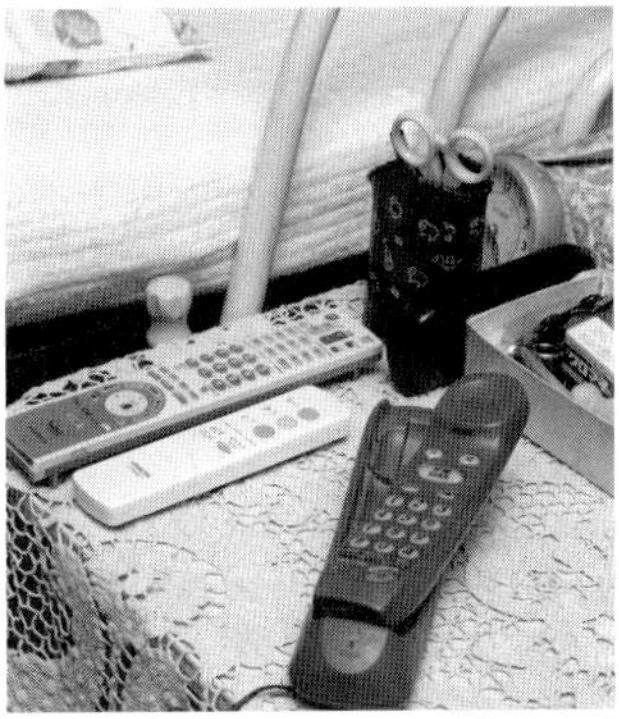

リビングのベッド脇の、延樹さんが手に取りやすいサイドテーブルの上に受話器を。必ず最初は延樹さんが電話を取る。

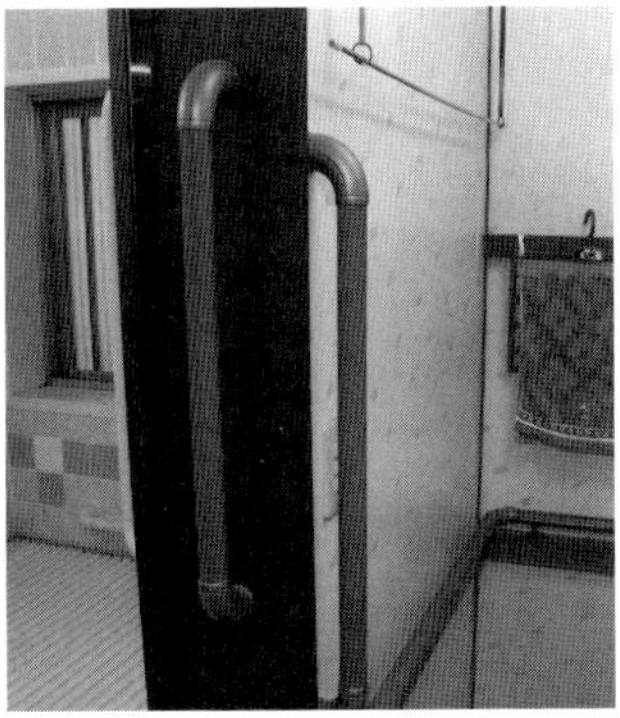

自分で歩いて移動できるように、廊下にもトイレにも、通常よりたくさん手すりをつけた。とくにすべりやすい風呂場には８個も。

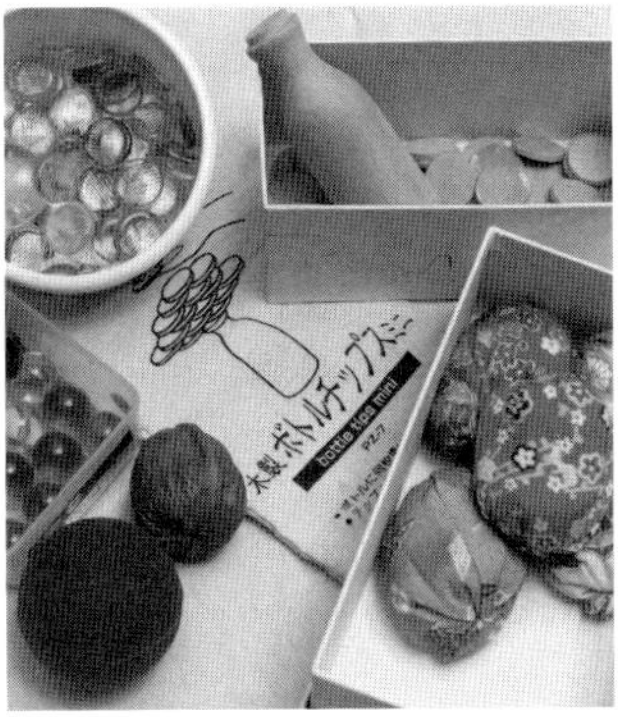

指先で物をつまんだり離したりする練習用グッズ。おはじきやお手玉など、子ども用玩具もリハビリに使えると思ったら購入。

一日中ひと言も話さないこともしばしばだったという。

そこで扶治子さんは「電話」を利用することにした。電話がかかってくると、受話器を延樹さんに渡してしまい電話に出てもらうことにした。

一見、乱暴なように聞こえるが、その間は扶治子さんが常に隣で付き添う。延樹さんが戸惑ったり、電話の相手が困っていそうだったりするときは、すぐに扶治子さんが代わることにした。また親類や友人などおもだった知り合いにはすべて事前に連絡し、事情を説明した。みんな温かく理解してくれたばかりでなく、友人のなかには月に1度、定期的に電話してくれる人まで現れ始めた。

懐かしい友人たちが電話をかけてきてくれる。なんとか元気な声を聞かせたい……。延樹さんの心に「がんばろう！」という気持ちも生まれ始め、電話していないときでも積極的に声を出そうとするようになった。工夫を始めて半年ほどで、延樹さんの「話す能力」は劇的に改善！　誰が聞いてもちゃんとわかるほど、しっかりと話せるようになった。

この例からもわかるとおり、じつは「ボーナス期間」を過ぎたとしても、脳はちゃんと「やわらかさ」を持ち続けている。そして、ボーナス期間ほど劇的ではないが、努力をきちんと続けていけばたしかに変わっていく。このことは、最新の脳科学でも裏付けられてきている。

しかし、だからといって障害を受けた本人や、ただでさえ介護の負担に悩む家族に、こうした努力を気が遠くなるほど長い時間続けろというのは酷な気がする。なんとか、ボーナス期間と同じとまではいかなくても、この期間の改善を少しでも早める方法はないのだろうか？

初めて松村さんご夫婦を取材してから3年。私はその間、ほかの仕事の合間を縫い、この願いにこたえる取り組みが進められていないかを取材してきた。その結果、日本そして世界でこの切なる願いを実現しようとする動きがあることが見えてきた。

それではいよいよ、ここからが本題。いま脳卒中リハビリの分野で起きている、画期的な取り組みについて紹介していこう。

第１章の
ポイント
POINT!

脳卒中のリハビリは、発症６か月を過ぎても、まだまだ改善できる！

- 脳卒中は、脳の血管が破れたり詰まったりして、脳細胞が損傷する病気の総称。その結果、手足にマヒが出るなどの障害が起きる。
- 脳卒中の兆候は、「手足のマヒ、しびれが起こる」「ロレツが回らない」「立てない、歩けない」「片方の目が見えない」「視野の半分が欠ける」「激しい頭痛」など。脳細胞の損傷を最小限に食い止めるため、症状が一時的に消えても、早く医療機関へ。
- 発症後６か月はリハビリの「ボーナス期間」。積極的なリハビリを。
- ボーナス期間を過ぎても、脳は変わる「やわらかさ」を持ち続けていることが判明。６か月であきらめるのは、もったいない！

第2章

あきらめていたマヒが改善！「川平法」の真実

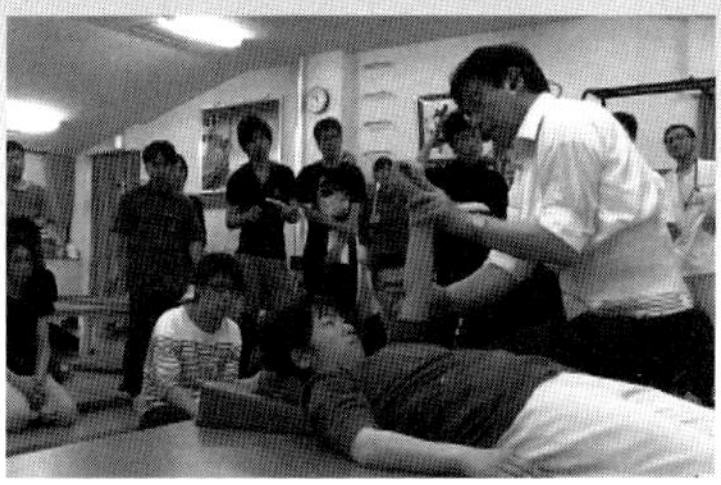

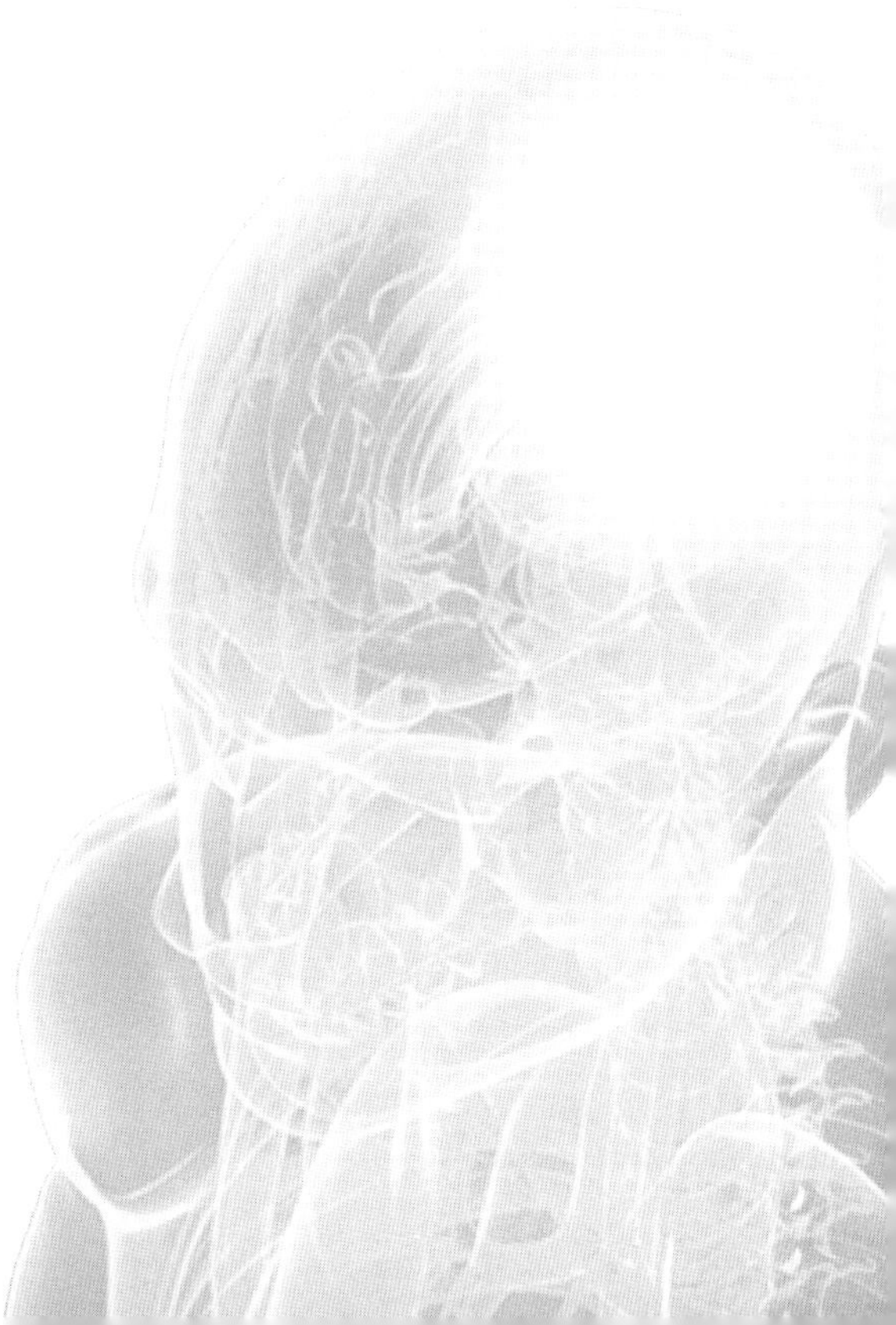

❋ 発症から半年以上たっても、効果大の「川平法」

鹿児島空港を出て5分、バスは深い山間を縫うように進んでいく。目指す病院は、鹿児島市内からバスで1時間ほど離れた場所にある空港を経由し、さらに30分ほど山道を分け入った先。江戸時代からの歴史を持ち、あの龍馬とおりょうが新婚旅行に遊んだことで知られる「霧島温泉郷」の中にあるはずだった。

急カーブの連続に揺れる車内。車窓に広がる山並みに目を配る余裕もなく、私は資料に見入っていた。その病院では、従来とは違う「新しい」リハビリ技術が行われている。実際に多くの患者さんが、驚くべき改善を実現しているという。

促通《そくつう》反復療法（川平《かわひら》法）と呼ばれるそのリハビリ技術のことを私が知ったのは、2010年の秋ごろ。西日本新聞という九州を中心に発行されている地方紙を読んでいると、ある記事が目に入った。見出しには、「脳卒中まひ回復へ新療法」とあった。

ひと目見て正直に思った感想は、「またか……本当かな?」というものだった。

第1章でも触れたように、以前は発症から時間がたった場合のリハビリは困難なものとされてきた。いまは常識が変わりつつあり、発症から半年以上が経過した慢性期の患者さんのリハビリに取り組む医療機関が増えてきている。しかし、いまだ「これが一番」と確立された方法はあまり存在していない。

リハビリに取り組んでいる全国の医療機関で、それぞれの施設なりの試行錯誤が行われ、「〜法」と呼ばれるリハビリ法が続々と現れている。

新たに発展している分野ならではの「百家争鳴状態」であり、新聞やテレビに〝革命的〟と取り上げられた方法であっても、その後、詳しく調べてみると、従来と比べてほどほどの効果しかなかったということもある。効果があればまだよいが、場合によっては「ほとんど効果はありませんでした」ということもあり得るのが現状だ。

ところが記事を詳しく読んでいくうち、私は徐々に「川平法」の発表内容に引き込まれていった。というのもその方法は、「介入試験」という手法を使って自らの効果を検証していたからだ。

……………………

専門的な話になるが、「医療技術の効果の調べ方」についてここで少し記しておきたい。リハビリ分野に限らず、世の中にあふれる医療や健康の情報を正しく解釈するうえで役に立つ知識だからだ。

私たちが病気になったときにのむ薬や、手術などの医療技術、さらには数年前から爆発的に広がっている特定保健用食品（トクホ）などは、「病気を治す、健康によい効果をもたらす」ことを目指して開発され、国の認可を受けている。その認可を受ける際には、効果が本当にあるのかどうかを研究によって確かめることが義務づけられている。

では、「Aという薬に効果がある」ということを示すために、どのような研究を行えばよいのだろうか？

すぐに思いつくのは、Aをその薬の対象になる病気を持つ患者さん100人にのませて、病気が治ったかどうかを後日調べるというものだ。とてもわかりやすいが、十分ではない。というのも、「プラセボ（偽薬）効果」があるからだ。私たちは、たとえそれが単なる小麦粉だとしても「これは万病に効く薬ですよ」と言われ、それを頭から信じてのんだ場合に、本当に症状が軽くなってしまう場合がある。

症状の感じ方（たとえば「腰が痛い」など）は、そのときの精神状態などによって大きく左右されるケースが多いし、効く薬をのんで気持ちが軽くなり、食欲が戻って栄養状態が改善すれば体調もよくなるなど「効くと信じる」ことだけでもさまざまな効果を生むからだ。さらにはこの調べ方の場合、「薬のおかげで治った」のか、「人間が本来持つ治癒力によって勝手に治った」のかを区別することもできない。

そこで、いま薬の効果を調べる際などに一般的に行われているのが、「プラセボ対照試験」だ。研究に参加する患者さんを２つのグループに分け、一方に振り分けられた人には実際に薬をのんでもらう。しかし、別のグループに振り分けられた人に対しては、薬と外見上は同じ形をしているが、有効とされる成分がまったく入っていない「偽薬」をのんでもらう。決められた期間後にこの２つのグループの患者さんの状態を比較すれば、その薬の効果がどれだけあったかを調べられる。

……と、ここまで読んで「たしかに合理的な感じがするけれど、〝偽薬〟をのむグループに入ってしまった人、かわいそうじゃない？」と感じられた人もいるかもしれない。

やっと本題に戻ってきた。じつはそれこそが、リハビリの研究をきちんと行うことの難しさの原因のひとつでもあるのだ。

リハビリを行う場合、患者さんは短くて数週間、場合によっては月の単位で毎日それを行うことになる。ただ薬をのむだけというわけにはいかず、かなりの時間と労力を割かなければならない。大切な研究のためとはいえ、進んで〝偽薬〟群（効果は従来と変わりないリハビリを行う群）に入り、「さあ医学の発展のために、数週間必死にがんばろう！」と思う人はいるだろうか？　もし私が患者だったとしたら、「いやだ！　絶対に〝本当の薬〟群（従来に比べ効果があると期待される群）に入れてくれなければ参加しない！」と言ってしまいそうな気がする。

また、このプラセボ対照試験には、大変なお金がかかる。患者さんが研究に参加する際の交通費やリハビリを行う医療関係者の人件費、さらには結果を評価する専門の訓練を受けた人の人件費などなど。とにかく、お金がかかる。

「薬」の場合はそれが開発できれば多額の販売利益が見込めるため、製薬会社からの援助を受けやすい。しかしリハビリの場合、たとえ効果のある方法と認定されたとしても、何かの機械の販売につながればまだしも、ほとんどお金につながらないケースすらある。そのため、製薬業界などからの援助を得ることがなかなか難しいという事情もある。

リハビリに関しては、こうしたさまざまな背景のもと、科学的な根拠として信頼性が高いとされるプラセボ対照試験などの研究を行うのが難しく、単純に「うちの病院で、こんな方法をやってみたら、こんなに改善した患者さんがいました」というような「症例報告」が多くならざるを得なかった。

症例報告の場合、よくよく気をつけないと、プラセボ効果も自然治癒効果もまぜこぜにして「効果」として考慮してしまうことになる。場合によっては、本当に効果があるかどうかはわからない方法でも「効果あり」と主張することが可能になる。その一方、本当に効果がある方法なのにもかかわらず検証が行われなければ、「科学的に実証されていない」という理由で批判され、全国的に広がらない……という悲しい結果につながってしまう。

ところが川平法の記事を読んでみると、きちんとした「介入試験」という検証を行ったうえで効果があったとする結果を導き出しているらしい。しかも研究成果をまとめた論文のなかには、世界中の研究者から評価を受けている専門誌に発表されたものもあるということだった。

もしかすると、「ホンモノ」が現れたのではないか……そんな期待が芽生えた。私はさっそくリハビリテーションセンターの電話番号を調べ、連絡をとった。まずはなにより自分の目で、センターで行われているリハビリの現場を見てみたいと考えたのだ。

鹿児島大学病院霧島リハビリテーションセンターは、日本に数少ない、国立大学の医学部が持つリハビリ専門施設である。あまり知られていないことだが、これだけ脳卒中の患者さんが増えているにもかかわらず、リハビリの研究機関というのは日本に数少ない。リハビリを専門に研究する講座を持つ国立大学は、鹿児島大学をはじめ東北大学や北海道大学などわずかなもの。全国に医学部を持つ国公立大学が50ほどあることに比べ、驚くべき少なさだ。

これは従来「脳卒中になったら後遺症は改善しない」というイメージがあったことや、前述のようにリハビリの効果を検証すること自体が難しいことなどと、おそらく無縁ではないだろう。

一般的に、病院の規模はベッドの数（入院できる患者の最大数）で表される。霧島リハビリテーションセンターの場合、ベッド数は50床。一般病院のベッド数の平均が170床くらいということを考えると、かなり小規模な施設といえるだろう。

しかし医師や看護師の数は多く、しかも特筆すべきことに、リハビリに欠かせないさまざまなスタッフの数が充実している。

リハビリはほかの病気と違い薬や医療器具などが治療に占める部分が少なく、人間の手で指導したり手伝ったりしなければならないことが多い。そのためリハビリの狙いや担当する

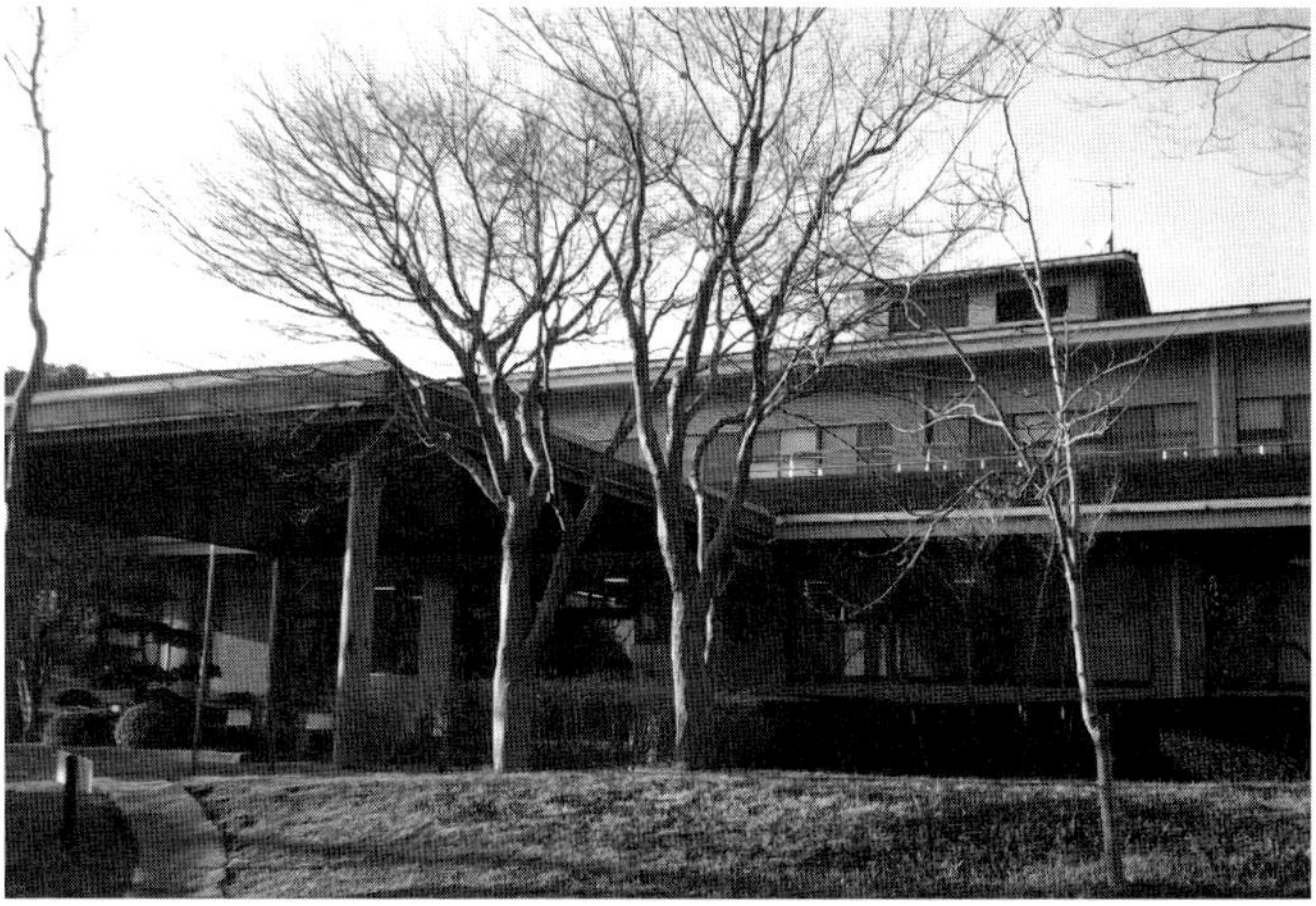

鹿児島大学霧島リハビリテーションセンター。施設としての規模は小さいが、川平法を学ぼうとする研修生も多く訪れ、活気にあふれる。

分野ごとに細かく専門が分かれ、それぞれの国家資格が定められている。代表的な専門職種には、次のようなものがある。

●理学療法士（PT）

「立ち上がり」や「歩行」など基本的な動作に関するリハビリを行う。

●作業療法士（OT）

「食事する」「物をつかむ」など生活に関わる作業のリハビリを行う。

●言語聴覚士（ST）

「発声法」や「聴覚」など口や耳に関するリハビリを行う。

霧島リハビリテーションセンターには、こうした専門的な資格を持ったスタッフが多く所属し、日々指導を行っている。さらに、全国からここのリハビリ技術を学びたいと多くの研修生（研修生とはいってもちゃんと国家資格を持ち、それぞれの地元の病院で指導に当たっていた人たち）が川平法を学ぶために訪れている。こうした人たちも、研修の一環として患者さんのリハビリに参加している。

結果として患者さんは、入院中は常に自分の持つ障害に合わせた十分な質の指導を受けることができる。この条件は、脳卒中のリハビリで改善を得るためには欠かせないものだ。

センターのリハビリ室に案内されると、すぐにいままで取材した病院とはどこか違う雰囲気があることに気づいた。まず、前述したようにスタッフの数が多く、ほとんどすべての患者さんが常になんらかの指導を受けている。自主トレーニングをしている患者さんも、自分が「何をすべきか」を心得て運動しているという意思が伝わってくる。とにかく、ぼんやりと座っている患者さんがいない。

もうひとつ感じたのは、「なんとなく明るい」ということ。このセンターに来ている患者さんの半分ほどは、脳卒中が発症してから半年以上経過してもマヒが治らない、従来なら「打つ手なし」と言われてしまう人たちだと聞いた。そのため、リハビリ室には「悲壮」「沈鬱」という雰囲気がつきまとっていてもおかしくない。ところがリハビリ室には、笑顔があふれている。患者さんがスタッフに冗談を言い、笑い合いながらリハビリを進める……そんな場面があちこちに見られることが、まず印象に残った。

❊「がんばらない」リハビリで、なぜかマヒが改善する

さっそく、作業療法士の一人にお願いして「川平法」による訓練を見せていただくことにした。見学を許してくださった患者さんは、淵脇悟さん（64歳）。２年前（２００９年）に脳出血を起こし左半身にマヒが残っている。時間をかければ物をつかむことはできるけれど、日常のちょっとした動き、たとえばコップを口元に持っていったりお茶わんを固定したりといったことが上手にできない。そこで、指や腕をうまく動かせるようになるためのリハビリを希望して入院したということだった。

じつは淵脇さん自身、昨日入院したばかりで、川平法を受けるのは初めてということ。ご本人も取材者も初めて経験するというなかで、リハビリはスタートした。

実際の訓練をひと目見た感想、それをひと言で表すならば「こんなんでいいの？」というものだった。たとえていうならば、ゴルフのレッスン。レッスンプロが初心者の手や体に手

を添え、ゴルフのスイングはこうやるんだよ、と繰り返し教えているようなイメージだ。

「指を伸ばす」という動作の訓練を例にとって、川平法について詳しく見てみよう。

手の甲を上にして握りこぶしを作ってみてほしい。この状態から指を伸ばそうとすると、私たちは丸まった状態の指を、振り上げるようにしてまっすぐに伸ばす。患者さんはマヒが起きているため、この指の動きをコントロールする筋肉をうまく動かせず、指を伸ばすことができない。

川平法ではそうした患者さんの指の上にスタッフが自分の手を添える。そしてスタッフから「伸ばす」と指示が出たときに、指を伸ばそうとするように言われる。これを何度も

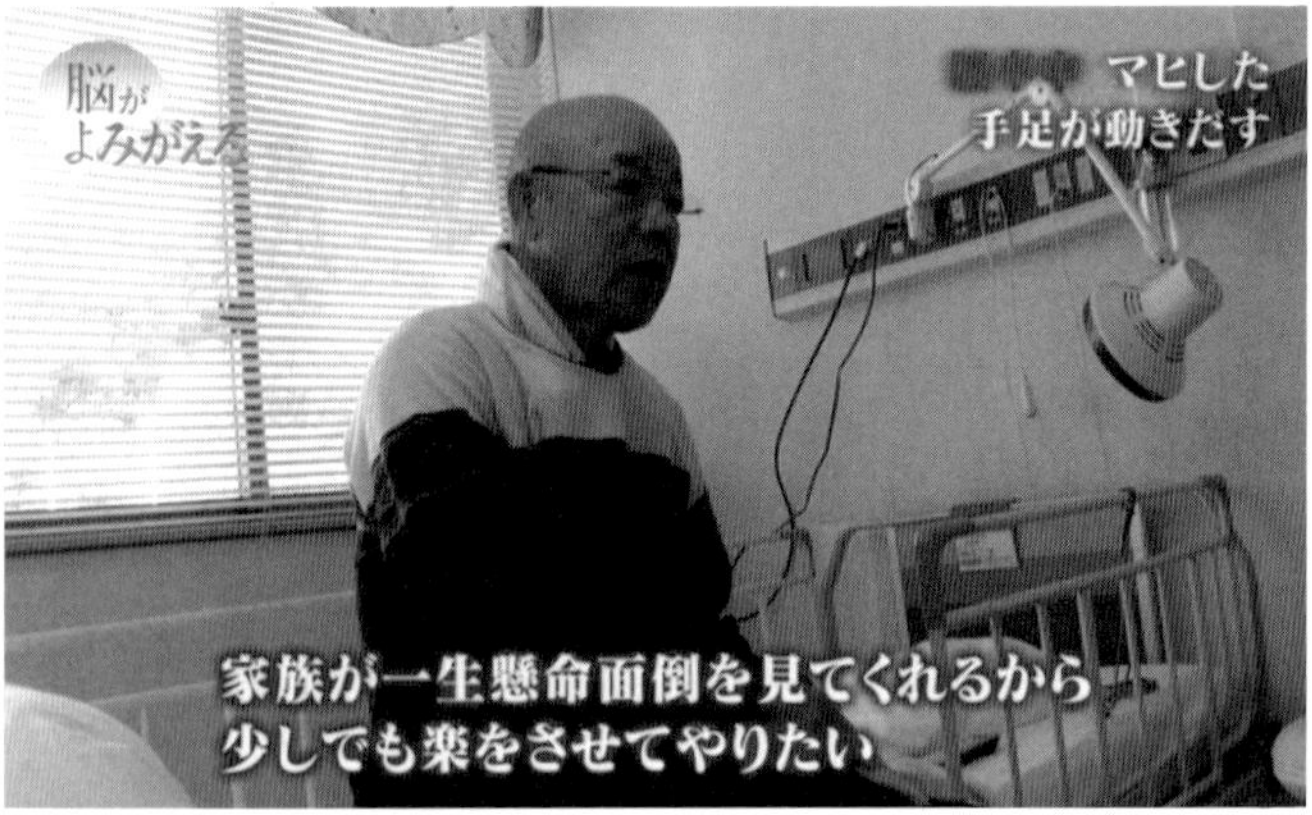

淵脇さんは、日常生活で家族の介助を必要とするため、少しでも自分でできることを増やそうと、霧島リハビリテーションセンターを訪れた。

川平法の例

川平法では、マヒの箇所や程度によって、さまざまな手法を組み合わせる。
動きに使われる筋肉ばかりでなく、皮膚を刺激することもある。

指を丸める促通

親指とほかの指で円を作れるように、親指を外側に回転させながら動かす。手根の部分も刺激している。

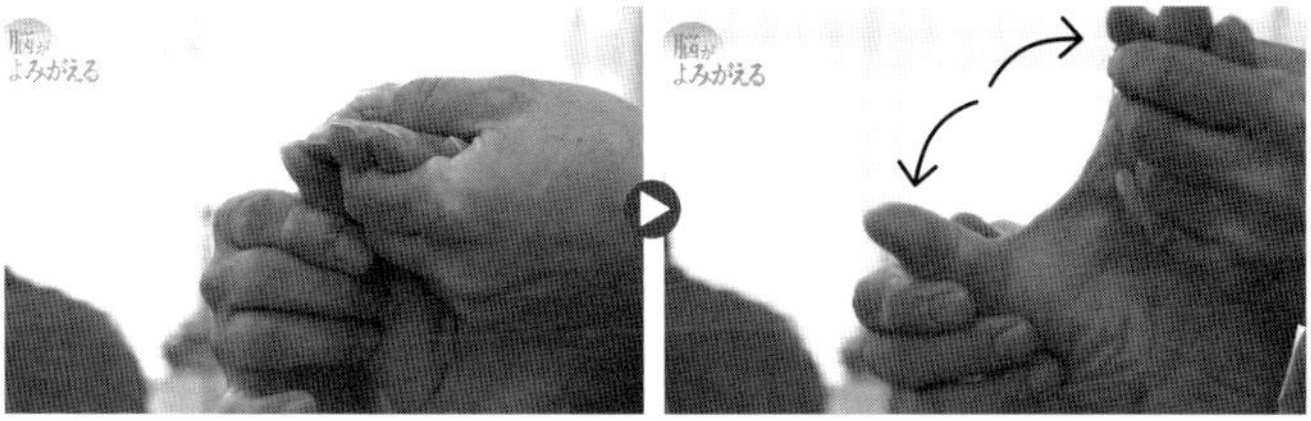

手首を回す促通

左手で握手するように左手を持ち、手首を回しながら、右手で前腕の外側と内側を刺激している。

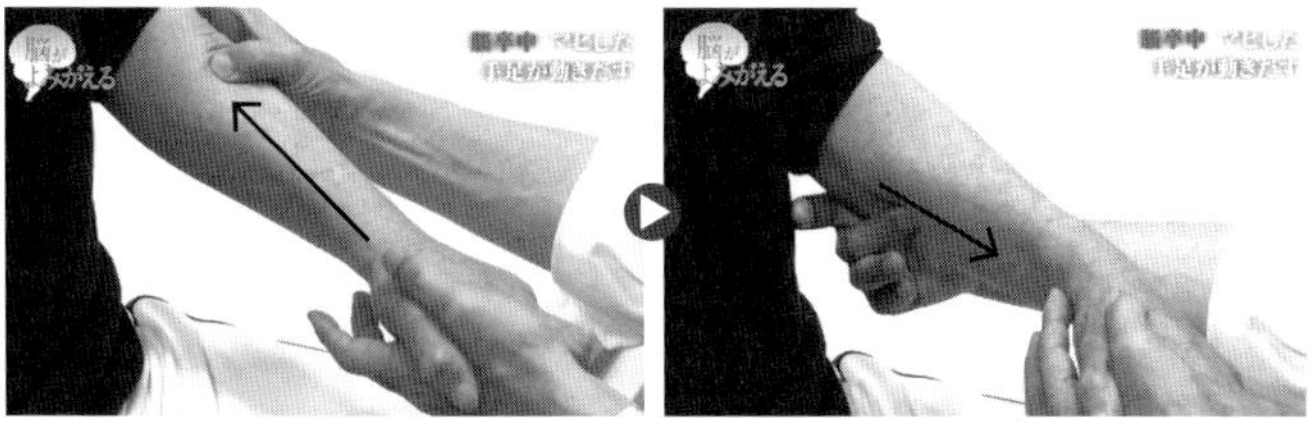

指を伸ばす促通

左手の人差し指と中指で、動かさない指を軽く固定し、右手でマヒした指の曲げ伸ばしをしている。

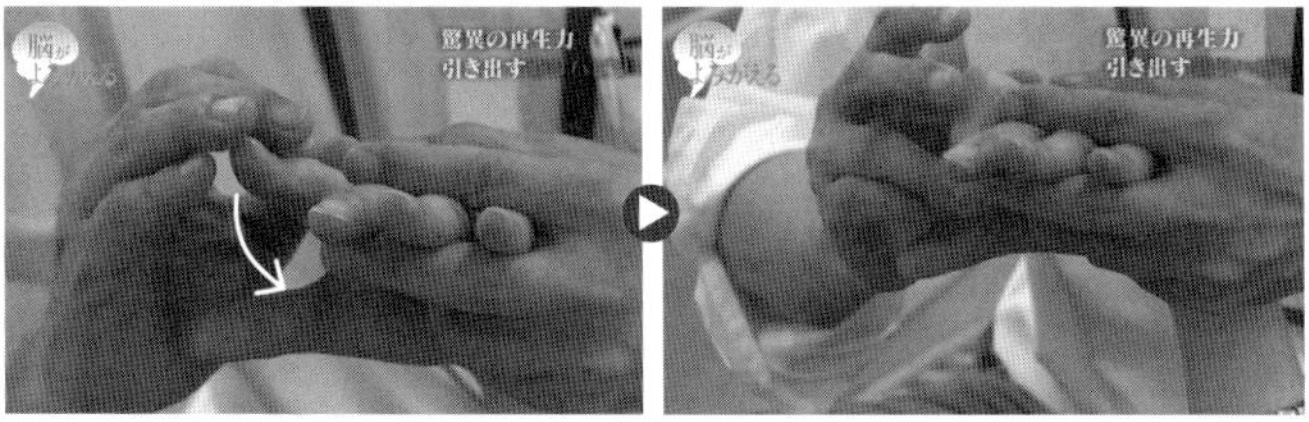

何度も繰り返す。

一見、普通のリハビリとなんら変わらないようだが、よく見ていると、指示を出す寸前にスタッフが淵脇さんの指をちょっと押しているようだ。いったい何をしているのか？　リハビリが中断したときを見計らってスタッフの方に聞いてみる。

「これは〝伸張反射〟を使って、患者さんが指を伸ばしやすくしているんです」

まだ、意味がわからない。さらに深く聞いたところ、次のようなことがわかった。

私たちの指を動かす筋肉は、外部からの力によって引き延ばされると、反射的に元の長さに戻ろうとする。これを「伸張反射」といい、姿勢を一定に保つなどのために役立っていると考えられている。

スタッフが指を押すことにより、指を伸ばすための筋肉が引っ張られる。この瞬間、伸張反射が起こって筋肉は縮もうとするため、自然に指は伸ばしやすい状態になっている（ややこしいが指を「伸ばす」とき、それを担当する筋肉は「縮む」）。

要は、ふだんは10の力を発揮しないと伸びない指が、伸張反射の助けを借りて6でも伸びるというふうにイメージすればいい。患者さんはこうして手助けされることで、ふだんはマヒのせいでなかなかできない動きをラクに実現することができる。こうした反射などを利用して患者さんがラクに身体を動かせるようにする方法は、「促通法」と呼ばれている。

このセンターで行われている「川平法」をひと言で表現するならば、こうしたスタッフの手助け（促通）によってふだんは患者さんが自力でできない動きを実現させ、それを何度も何度も繰り返す、というもののようだ。

なお、ラクに動かせるようにするテクニックは、手首や足などの動きに関してそれぞれ細かく用意されている。たとえば手首を回す動きの際には、患者さんが手首を回そうとする寸前に手首の一部をたたき、手首を回転させるときに必要な筋肉を引き延ばす。すると指のときと同じように、患者さんはラクに手首を回せるようになる。

淵脇さんのリハビリに戻ろう。淵脇さんはこうして、スタッフの手助けによって指を動かす、ということを１００回ほど繰り返していった。人差し指が終わったら、今度は中指……という具合に、すべての指でこの訓練を行っていく。私が見る限り、力を加えているのはほとんどスタッフ。まだ肌寒い2月の時期だったが、スタッフの額からは汗がにじみ、しきりにハンカチで汗をぬぐっている。一方、淵脇さんは穏やかな表情だ。「こんなもんなのか?」と私が思った気持ちも理解していただけるだろう。

しかしリハビリ後、意外な形で私は効果を知ることになる。訓練が終了した後、淵脇さんの病室に入れていただき、お話を聞かせていただくことにした。水を飲もうと淵脇さんがペットボトルに左手を伸ばした瞬間。リハビリ前に見せていただいたときよりも、スムーズに握れている。ご本人すら気づいていないようだが、たしかに違いがある。それを指摘してみると、「たしかに、そうかな。気のせいかもしれないけれど、ラクになった気がする……」ということだった。

その後、取材のなかで、同じようなケースにたびたびぶつかった。たとえば同じ手のマヒで、3年間改善が見られなかった女性のケース。指はわずかに動くものの、数を数えるように指を順番に曲げる、ということは難しい。すごく努力すればそれらしい動きをすることはできるが、ただ親指から小指まで順番に曲げるだけでもかなりの時間がかかってしまう状態だ。その女性が川平法を10分ほど受けると、劇的な効果が表れる。ほとんど健常人と変わらないスピードで指を曲げられるようになるのだ。ただこれは一時的な効果で、2~3日するとまた以前のように動かなくなる。しかしこの療法を受け続けていくうち、効果の持続期間が延び、ついには本当に改善するのだという。

もしこれが本当なら、それは画期的なことだ。

じつはリハビリでもっとも難しく、かつもっとも望まれているのが「手や指の動きを改善する」ことだからだ。手や指を上手に使うということは、私たちが想像する以上に高い脳の機能を必要とする。そもそも地球上の動物で、これほど手先を器用に使うことができるのは人類しかいない。

というのも、手を自由に動かして物をつかんだり動かしたりするためには、筋肉を単にON／OFFするだけでは十分ではない。さまざまな筋肉を、あるところではONにし、あるところではOFFとし、10分の1秒単位の調整を繰り返しながら全体として狙った動きを作り出す。そうした複雑な計算を一瞬のうちに行わなければならない。

いまコンピューターが発達するなか、人間と同じ動きができるロボットが次々と開発されているが、いまだ人間と同じように手を使って繊細な動きができるロボットは開発されていない。手や指を動かす動作は、人類が進化のなかで発展させた脳の英知を集結した結果生み出される、芸術品といってもいいものなのだ。

そのため、手の機能はいちど失われてしまうと、リハビリを行ってもなかなか改善ができない。従来のリハビリでは、たとえば親指と人差し指を使って「つまむ」ということはできるようになることがある。もちろんそれだけでも日常生活は格段にラクになるのだが、しかし「歯を磨く」「爪を切る」など健康であれば何げなくできてしまう動作はなかなか改善しない。そうした動きには、「指をある場所に固定する」「握る力の強弱をつける」など繊細な能力が求められるからだ。

もし、リハビリによって手を自由自在に動かすことができるようになるならば、日常生活でできることが飛躍的に広がる。それは介護するご家族をラクにすることにつながるし、なにより、ご本人の生活だけでなく世界を大きく広げることになる。

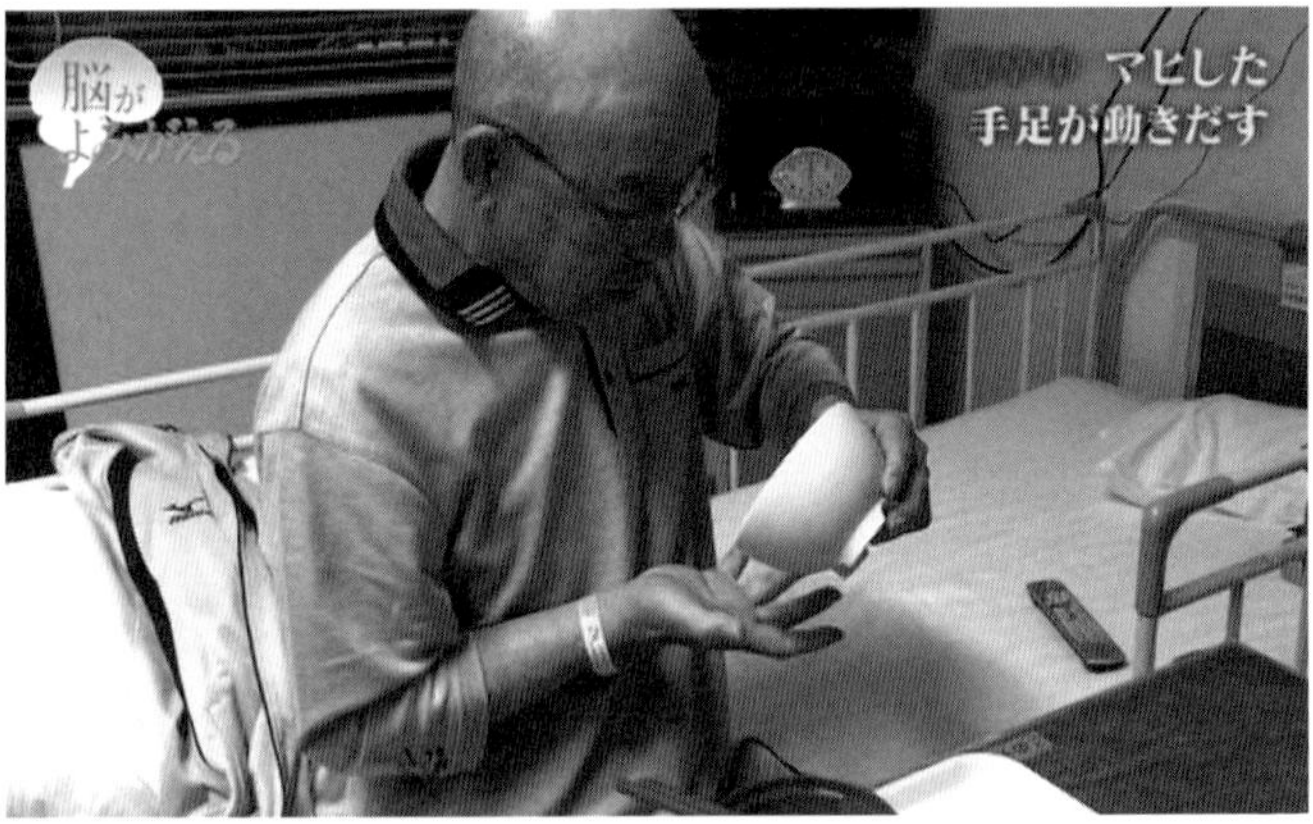

淵脇さんは左半身のマヒのため、左手首を回転させることができず、お茶わんを水平に持ち上げられなかった。持ち上げると傾いてしまう。

リハビリを撮影させてくださった淵脇さんの夢は、マヒした左手で茶わんを支え、ご飯を食べられるようになること。現在でも茶わんをつかむことはできるが、それを持ち上げて支えようとすると、どうしても手がいうことをきかず、茶わんが大きく傾いてご飯がこぼれ落ちそうになってしまう。仕方がないので、茶わんをテーブルに置き、口を近づけて食べざるを得ない。家族や親しい知り合いの食事の席なら問題なくても、不特定多数のお客さんがいるレストランやパーティなどに行くことが憚《はばか》られる。ほんのちょっとしたことができないだけで、行動範囲がとても狭まってしまう。

だからこそ「できなかったことを、少しでもできるようにする」というリハビリの技術がひとつでも多く生まれることが望まれるのだ。

「川平法」は本当に、従来の方法より患者さんの改善を進めることができるのだろうか？

霧島リハビリテーションセンターで取材を続けていくなかで、驚くべき「体験談」をたくさん聞くことになった。ある患者さんは、「まったく動かなかった手が動きだし、物をつかんで動かせるまでになった」と笑顔で話す。「物をつまむことしかできなかったのに、字が書けるまで回復した」という人の話も聞いた。「字を書く」という作業がどれだけ繊細な力加減を必要とする動作かについてはあえて書くまでもないだろう。

しかしまだ、疑問が残る。この改善は、別に従来と同じリハビリ法を行ったとしても可能だったかもしれない。「たまたま患者さんの脳の状態がよかった」「たまたまその患者さんの自然な回復力がほかの人と比べて図抜けていた」という可能性だってある。体験談だけで効果があると決めつけるのはあまりにも危険だ。きちんとした検証を行わなければ、効果について判断することはできない。

❊川平法vs.通常のリハビリ——効果の比較

そこで霧島リハビリテーションセンターが発表した研究の結果を見てみよう。

研究に協力したのは、脳卒中の後遺症による手のマヒに悩む患者さん12名。平均年齢は60歳で、脳卒中発症から平均で4か月ほどたっている。従来ならなかなか改善が難しいといわれる期間に入りかけた患者さんたちだ。

単純に効果を調べようとすれば、患者さんの半分に対して川平法を行い、半分に対しては一般的に行われているリハビリを行って、効果を比較すればよい。しかしその場合、先ほどの問題点が壁になる。つまり、せっかく入院してリハビリを行うのに、川平法ではない群に入れられてしまった患者さんが悲しい思いをする、という問題点だ。

そこでセンターの研究チームは作戦を考えた。

患者さんたちにはまず、一般的な手のリハビリとして行われている訓練を行ってもらった。「物を押さえる」「手を握って離す」「小さな棒を持ち上げ、穴にはめる」などのもので、「作業療法」と呼ばれるものだ。そして、ある一定の時期にだけ、その患者さんのリハビリに川平法を加えることにしたのだ。

こうすれば、「通常のリハビリをしている間」が前述の「偽薬（効果のない薬）」と同じことになり、「川平法を加えた期間」と比べれば、効果がどの程度あるのかを検討できる。しかもすべての患者さんが川平法によるリハビリを受けることができる。

こうした作戦を用いて、およそ2か月間にわたって研究が行われた。その結果が、次のページのグラフだ。

グラフの縦軸は、指がどれだけ自由に動くようになったかを点数化したもの。横軸は、入院してからの期間だ。川平法をやっている期間（入院後2〜4週と6〜8週）に改善が進んでいるのがわかるだろう。専門的な方法で分析してみると、この改善には「有意差」があっ

リハビリによる手の動きの改善度

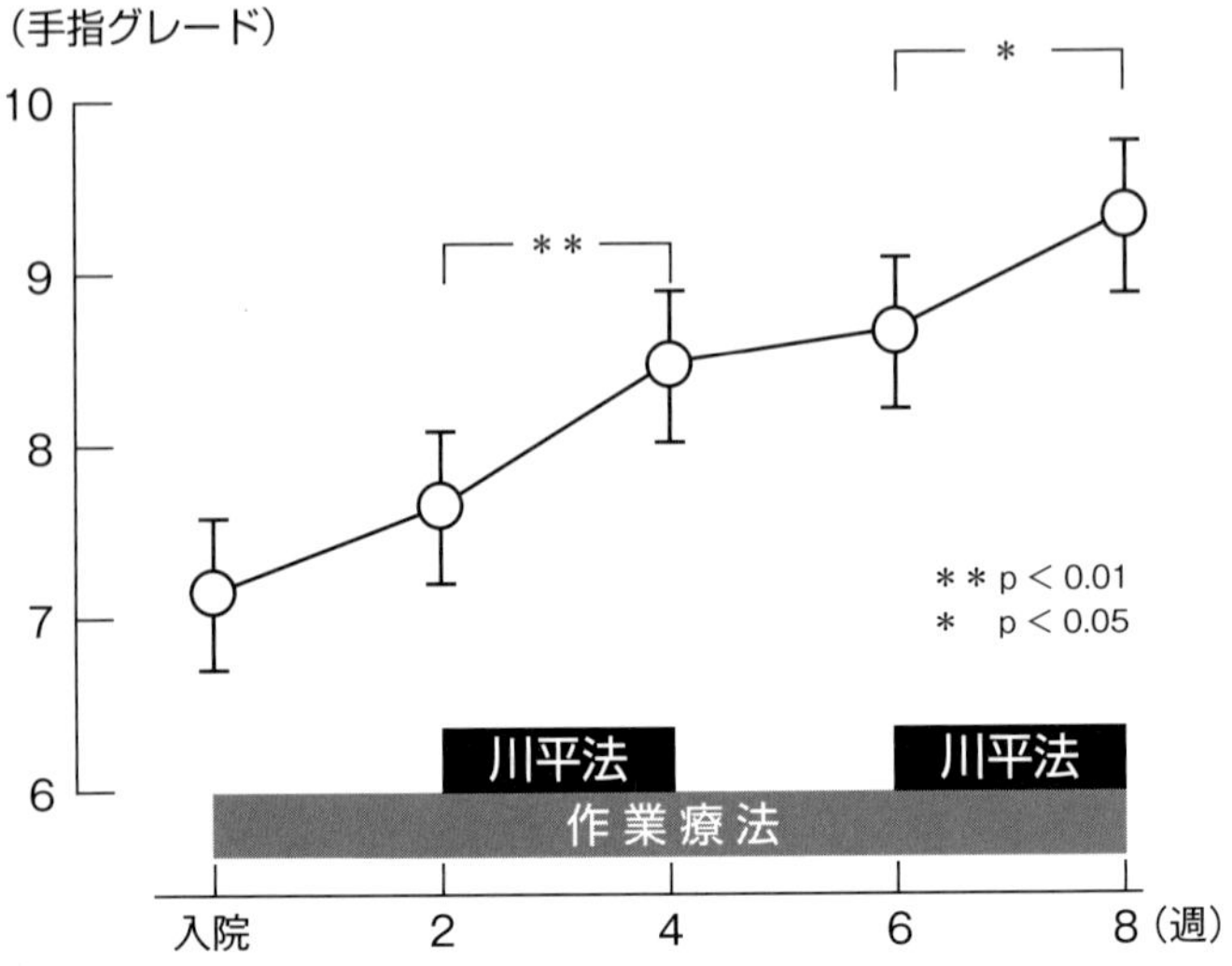

一般的なリハビリを実施した期間と比べて、川平法を実施した、入院2～4週と6～8週に改善が進んでいることがわかる。

た。聞きなれない言葉だが、要は「これだけの差は、偶然では生まれない」という基準を超えたということだ。

じつは介入試験を行って「手の指の動きが改善した」という結果を出した研究は、世界中を探してもまだそれほど発表されていないらしい。だからこそこの結果は、川平法が従来のリハビリに加え、新しい選択肢になり得る可能性を示している。

もちろん、さらに多くの患者さんで研究を行い、検証を進めなければならないが……。

なおこの研究は発症およそ4か月後と、「ボーナス期間内（半年以内）」の患者さんを対象に行われている。そこでセンターでは別に、発症から時間が経過した患者さんに対しても効果があるのかを調べる研究を行った。

脳卒中の発症後、平均で1年以上が経過した患者さん20人を対象に、およそ2か月間にわたって川平法によるリハビリを実施。患者さんたちには、入院時（リハビリ前）と退院時（リハビリ後）のそれぞれの時点で、手を使って何かをする能力を調べるテストを受けてもらった。リハビリ前後でテスト点数を比較したところ、2倍以上の改善が見られたという。センターではこうした研究の結果、もし発症から長い期間が経過していたとしても、（患者さんの状態によって差はあるが）川平法による改善は期待できると考えている。

なぜ「ラクにする」ことが改善につながるのか？

しかし、そうなると次の疑問が起きる。あんなに「ラク」しているように見えるのに、なぜ改善が進むのだろうか？　それを知るために、いよいよ、この方法を開発したご本人に話を聞いてみることにしよう。

鹿児島大学の川平和美教授（64歳）は、身長175㎝を超える大きな体でリハビリ室を動き回る。国立大学の教授であり、かつこのセンターの所長という立場でありながら、一日のほとんどをリハビリ室で患者さんとともに過ごしている。

川平教授が革靴ではなく常にスニーカーを履いているのが印象的だった。そういえばこのセンターでは、医師の多くがスニーカーを履いている。いつでも頼まれれば、患者さんのリハビリに参加しますよ……という思いがさりげなく込められているのかもしれない。

さて川平教授がこの方法を確立したのは、5年前のこと。しかしリハビリ医としてのキャリアは、30年以上に及ぶ。自らの独特なリハビリ法を生み出すまでは、さまざまな試行錯誤があったのだという。


川平教授は、昭和49年に鹿児島大学医学部を卒業して臨床の道に入った。初めは、内科の医師を志していたという。ところが3年後、昭和52年に現在の霧島リハビリテーションセンターの前身である、鹿児島大学医学部附属病院霧島分院で助手の口が空き、川平教授に声がかかった。

当時でも現在でも、医師にとって大学のポストを得られるというのは魅力的なことだ。医学部を出て3年という若い医師が助手の職を手に入れられるというのは、そうそうある話ではない。川平教授は迷った末、ほとんど経験もないリハビリの世界に飛び込むことになった。

川平教授が霧島に着任した当時の病院は、建物、雰囲気などいわゆる「温泉場の療養病院」の雰囲気が色濃く残っていたという。ちなみに現在でも、大規模なリハビリ病院の多くが温泉地に存在している。以前、リハビリの大きな対象は骨折やケガなどからの回復だった時代があり、その方法として〝湯治〟が有効だと考えられていたため、多くの病院が温泉地に施設を構えていた。

当時、鹿児島大学どころか日本中の国立大学には、脳卒中からのリハビリを専門に研究したり治療したりすることを目指した講座は存在しなかった。リハビリは内科や整形外科、場合によっては精神科など、ほかに専門を持つ医師が自分の仕事や研究の片手間として行うものであり、リハビリを専門にするという考えはほとんど存在しなかった。リハビリをやりたいと言えば「もの好き」と奇異の目で見られることすらあった時代だった。

しかし川平教授が所属した霧島分院では、田中信行医師が、高齢化などによりリハビリを必要とする患者さんが急増する将来を見越し、脳卒中の予防を含めた先駆的な活動を進めていた。のちに田中医師は、鹿児島大学リハビリ科初代教授となる。

当時は理学療法士や作業療法士など、現在では現場に欠かせないとされている資格を持つスタッフは数が少なく、分院にも1名しかいなかったという。そんななか若き日の川平教授は、アメリカやヨーロッパなどすでに先駆的な取り組みを行っていた海外の方法を必死に学ぶ一方、現在は医師が行わないような、患者さん一人ひとりの訓練に寄り添い手伝う「泥臭い」仕事を行っていた。こうした経験が、のちの川平法の確立に大きく役立ったという。

「以前、私たちリハビリ医やスタッフは、いつも患者さんの後ろをついて歩くばかりでした。練習するのは患者さんにまかせ、転倒しないように見守っているだけ。それじゃあ、なんのために働いているかわからない。そう思っていたんです」

もちろん、全国で働く多くのリハビリスタッフが「見ているだけ」では決してなく、全員が患者さんの回復を目指している。ただ川平教授は、長年リハビリの現場ですごしてきた自分自身への課題として「もっと積極的にリハビリに関わりたい」と感じた。そして医療者として、患者さんの改善のために何ができるのだろうか？　ということを考え続けてきた。

川平教授は自らの実践のなかで、「リハビリが〝患者さん自身の試行錯誤〟にまかせられすぎているのではないか」という問題意識を持つようになっていったという。患者の治療を志して医師となった以上、「こうすればマヒは改善しますよ」と言いたい。しかし当時の常識は、「破壊された脳神経は新たに生まれない。ゆえに、脳卒中によるマヒは治らない」というものだった。ただ当時でも、川平教授の必死の努力と患者さんのがんばりによって、マヒが劇的に改善する人は存在した。ところが同じ方法を別の患者さんに試してみても、同じように改善するわけではない。

どんなタイプの患者さんに、どんなタイミングで、どんなことをすれば改善するのか？　それがわからない以上、患者さんに対して自信を持って指導することはできない。結局は、患者さんのがんばりの後ろからついていき、支えるだけ……そんな姿勢をとらざるを得なかった。

❊脳卒中リハビリに革命を起こした「可塑性《かそ》」の研究

そこで川平教授は、思い切った決断をする。いままでのリハビリ現場で患者さんと向き合って治療を行ってきた経験とは、まったく違った研究に携わることにした。それはネズミやサルなどの動物を用いて、脳神経の仕組みについて調べる基礎的な研究だった。「どうすれば改善するのか?」を考える前提として、まず、「どのようにして神経は回復するのか?」という根本の根本について深く知ろうとしたのだ。

当時、1990年代初めころ、脳神経の分野には革新的な理論が育ちつつあった。「神経の可塑《かそ》性」に関する研究だ。詳しい理論は第3章に譲るとして、ここではざっくりとだけ説明しよう。

手や足を動かす際、脳では「命令を出す」「運動を実現するための計算をする」「それを動かしたい場所へ伝える」「動かした結果を脳に伝える」などさまざまな働きが行われ、その結果、運動が完成する。それぞれの働きは、すべて決まったいくつかの神経細胞が働くことによって行われている。つまり、脳卒中になって、この働きの一部でも担当している神経細胞が壊れてしまったら、運動をまともに行うことはできなくなるということだ。そして、脳神経は、一部の例外を除き、壊れたら復活することはない。だとすると当然の帰結として、「いちど起きたマヒは治ることがない」となる。これこそが以前の考え方だった。

しかしその常識をひっくり返したのが、「可塑性」という現象の発見だ。簡単にいえば、ある働きを行っている神経細胞のネットワークが壊れてしまったとしても、別の働きをして

川平法で指を曲げることができた！

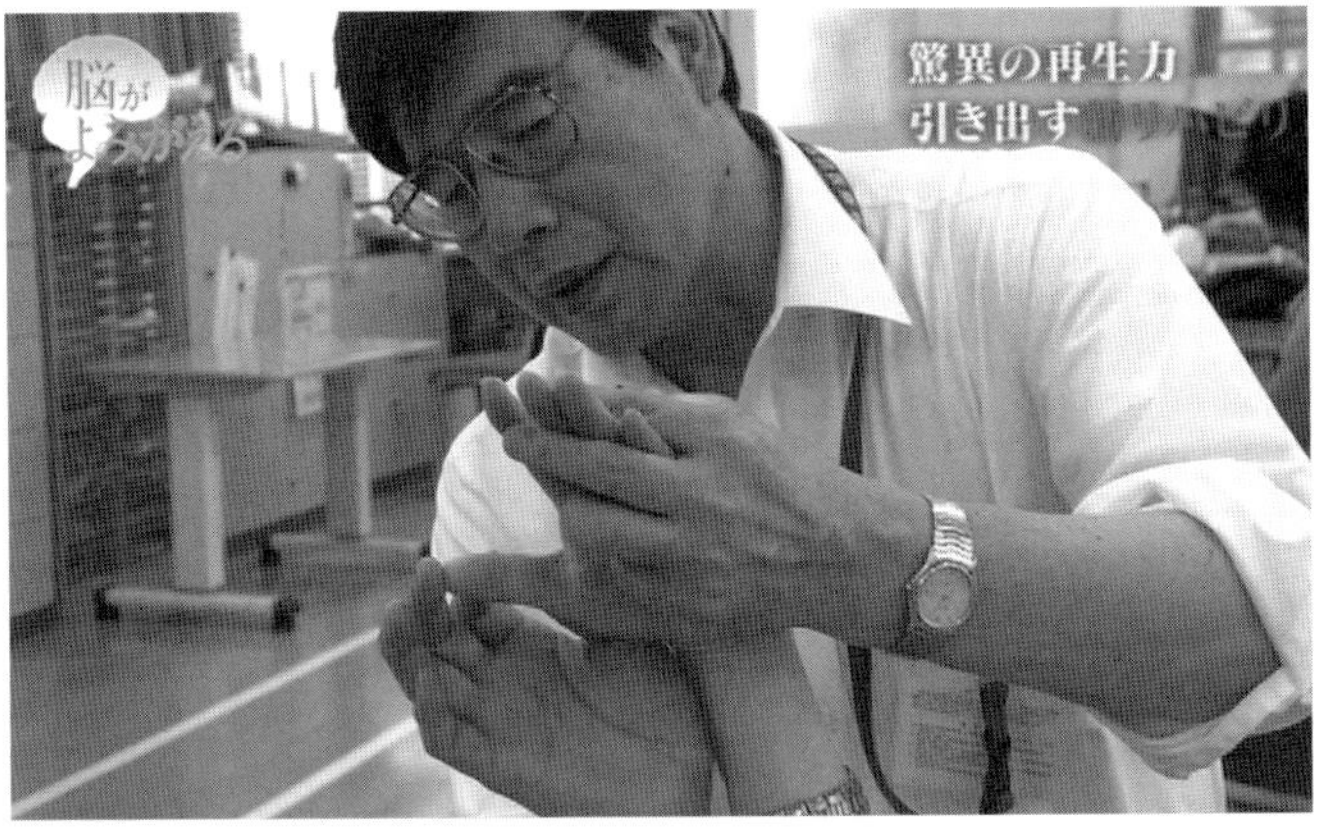

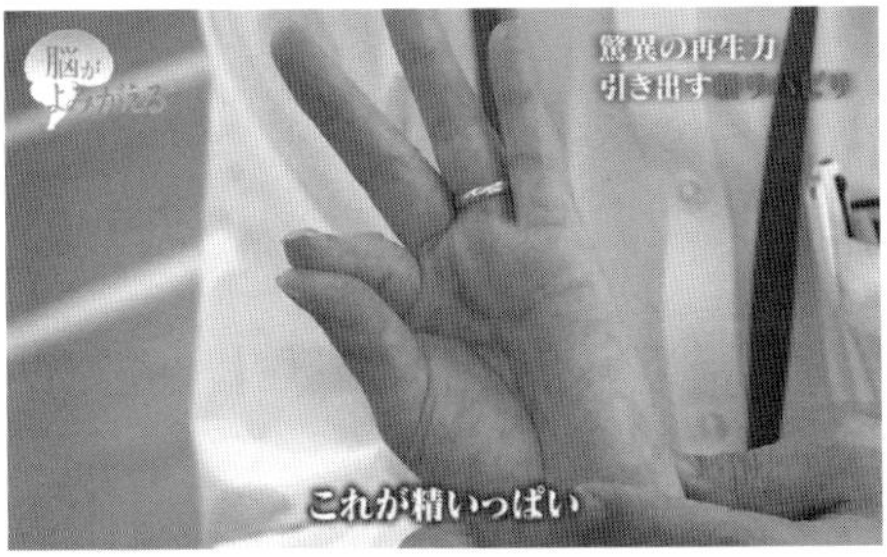

4年間、マヒの残った手に、川平法を施術する川平教授。「リラックスして」「曲げて」など指示をしながら、指の曲げ伸ばしをサポートする。

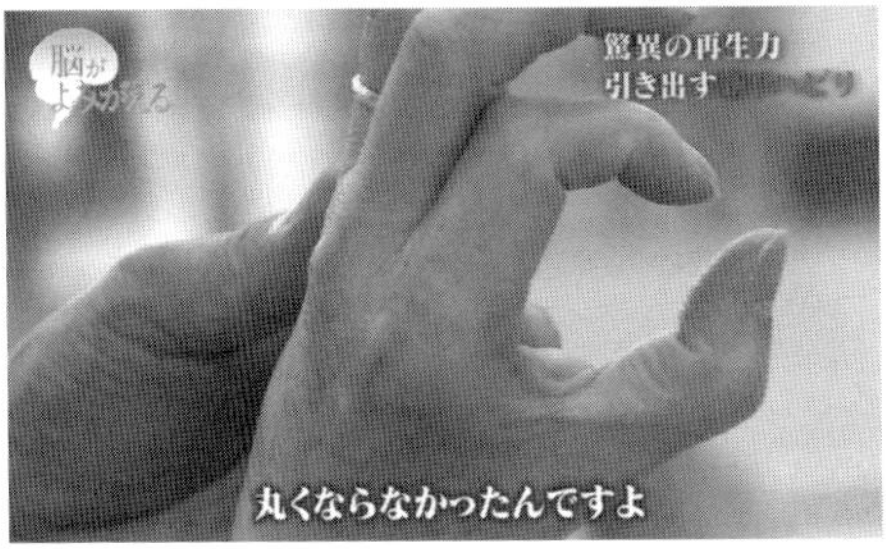

100回ほどの曲げ伸ばしのち、親指と人差し指で丸を作れなかった指（上写真）が、スムーズに動きだした（下写真）。この形が作れることで、日常生活でできることも増える。番組でキャスターを務めた藤田太寅さんの様子。

いた神経細胞のネットワークが組み替わり、その働きをするように変化するということだ。

「可塑性」という言葉の意味を辞書で引くと、「固体の性質の一。固体に、ある限界以上の力を加えると連続的に変形し、力を除いても変形したままで元に戻らない性質」（大辞林第三版）とある。難しく感じるが、粘土をイメージしてもらうと理解がしやすい。粘土はある時点で固まった形を持っている。ところが指で押すとへこみ、へこんだ状態でその形を維持する。これが「可塑性」という言葉が指す性質だ。たとえばガラス板のようなものであれば、固まった形を持っているが指で押しても変化せず、力を加えすぎると割れてしまう。一方、スポンジのようなものは指で押すと一時的には形が変わるが、また元の形に戻ってしまう。こういうものは「可塑性がある」とは言わない。

脳を作る神経細胞のネットワークは、ある時点では固定した構造を持って働いているように見える。ところが外界から刺激を受けると、形を変え、その形のままで働くようになる。脳はそうした柔軟な仕組みを持っているのだ。

神経細胞が死に、ある働きができなくなったあと、その細胞自体が生き返ることはない。しかし、別の細胞たちがまるで形を変えたかのようにその働きをするように変化していく。

しかもいちど変化が起きてしまえば、そのまま維持される。リハビリによってマヒが改善するときには、脳の中で、そういう変化が起きているということがわかってきた。

この発見により、リハビリの世界では「革命」というべき変化が起きた。いままで「脳の神経細胞が死んでいるんだから回復するわけがない。リハビリの方法について研究することに意味はない」と言っていた医師や専門家たちが、こうした裏付けができたことで、「どうすれば可塑性を引き出し、改善することができるのか？」ということを一斉に考え出した。

川平教授は、可塑性に関する研究で日本有数の研究者といわれる、京都大学霊長類研究所の久保田競教授（当時）のところへ研究員として入り、1年間研究した。さらには、この分野の研究で世界最先端といわれるアメリカ国立衛生研究所（ＮＩＨ・National Institute of Health）に留学して、さらなる研究を行うことにした。それまで実際の患者さんと顔を突き合わせて治療に当たっていた医師が、とつぜんネズミやサル、そして顕微鏡でしか見えない神経細胞を相手に研究を行う……それがどれほどの苦労だったかは想像するに難くない。

じつは川平教授は、日本にいる当時は「可塑性」の考え方が人間のリハビリに応用できるかについては、懐疑的な立場だったという。しかしアメリカでの研究を通じて、川平教授は可塑性について確信を持ち、リハビリに応用する方法がないか真剣に検討するようになった。

「可塑性があるというのは僕も知っていたわけです。ですけれども、いろいろな実験というものは、サルだったりラット（ネズミ）だったり、動物で行われているわけですね。ところが、ヒトの脳の大きさとか、やっている情報処理の複雑さからいうと比較にならないわけです。だから、サルで、あるいはラットで可塑性がありましたと言われても、それはヒトとは違うだろう、ヒトで同じことを言っても、それはできないなという、そういう気持ちでしたね。でもアメリカで、実際にサルの実験を見て、可塑性に関する細かいレポートを本気で読んでみると、これはサルの脳とヒトの脳は大きさも違うし機能も違うわけですが、情報処理網として考えた場合はまったく同じものだと。であれば、もっと本気で治療すれば、まだマヒもよくできるんじゃないかというふうに思いましたね」

アメリカでの研究で可塑性への確信を持った川平教授は、日本に戻ってきたのち、今度は患者さんを相手に実際のリハビリを指導するなかで、どうすれば可塑性を引き出せるのか、その答えを探し試行錯誤を続けた。

その結果、あるとてもシンプルな結論にたどり着いたという。

それは『リハビリを〝ラク〟にすることが、患者さんのマヒを改善させる』ということだった。

しかし、私たちが持つ一般的なリハビリのイメージといえば「努力」と「試行錯誤」だろう。少しぐらい痛んでも、必死に練習する。杖なんてもってのほか。使わないと筋肉は衰えていってしまう。待っているのは「廃用症候群」……つまり、使わないことによって筋肉がやせ、動けなくなり、寝たきりに突入する。それを避けるために、リハビリをがんばらなければいけないはずだったのではないだろうか。

ところがセンターでは、その逆が行われているように見える。たとえば先ほどの淵脇さんは、それまで杖なしで歩いていた。２年間自宅で必死のリハビリを続け、杖がなくてもゆっくりとであれば歩けるようになっていたのに、センターに入院したとたん、思わぬことを言われた。「それはいけません、杖をついてください」。

さらには腕を上げる動作をできるように、肩の痛みに耐えて毎日腕を上げる運動をしていたのだが、「決して〝がんばらないで〟ください」とクギを刺された。

川平法を見たときに感じた、「がんばるスタッフ」と「ラクそうな患者さん」というイメージ。それは間違いではなかった。あえてそうしていることだったのだ。

でも、なんだってそんなことをしているのだろうか？

ここまで、川平法の内容と、なぜそれが開発されたか、という背景について述べてきた。

次の章では、こうしたリハビリ技術の発展を可能にした脳科学の進歩について見ていく。

ここ10年ほどの脳科学の発展により、私たちの脳が脳卒中によるダメージから復活するとき、どのようなメカニズムが働いているかについて、かなり詳しいところまでわかってきた。

そして、私たちの脳がどれほどの潜在的な回復力を持っているのかについても、明らかになってきている。

脳科学の最前線の現場を見ながら、なぜ「ラクにする」ことがマヒの改善に役立つのかというナゾを追っていこう。

川平法 Q&A

「川平法を受けてみたい！」という方のため、川平教授に質問しました。

Q 川平法はどこで受けられますか？

A 霧島リハビリテーションセンター以外の病院でも、講習会などで技術を身につけた人が川平法を行っているケースは増えています。お近くの病院に問い合わせるか、ホームページなどをご確認いただくと、実施している場合は「川平法」「促通反復療法」などの名前で記述があると思われます。もしどうしてもお近くに実施している医療機関がない場合は、霧島リハビリテーションセンターまでお問い合わせください。

Q どのくらいの程度のマヒに効果がありますか？

A 残念ながら、すべての状態の患者さんに効果があるとは言い切れないのが現状です。マヒが重度になればなるほど成果が上がりにくい傾向があります。

たとえば、ある指を動かそうとした場合に、ほんのわずかでも狙った指だけを動かすことができる（「共同運動分離」といいます）状態以上であれば、効果が期待できます。

Q 発症から十数年たっていますが……

A 時期はあまり関係ありません。先ほどの質問でお答えした状態の方であれば、効果が期待できます。もちろん、発症から数か月以内の早い時期にお受けいただいたほうがさらに高い効果が見込めます。

Q 家庭で川平法を行ってもいいですか？

A ご家庭で行われた場合、専門家と同じレベルは難しいし、100％有効とはいえません。ただ実際に施術の様子を見学したり、動画を見たりして見よう見まねで繰り返し動かしたところ、効果が上がったとおっしゃる方もいらっしゃいます。あきらめずにやってみる価値はあるとは思います。患者さんの体調などに十分に気をつけて、無理のない範囲で行ってください。

川平法の具体的な実践法を詳しく紹介している書籍が出版されています。巻末情報（221ページ）をご参照ください。

第２章の
ポイント
POINT!

従来は改善が難しいとされたマヒの治療を目指す新たなリハビリ法(川平法)が登場。効果を検証する研究が進んでいる。

●手足を動かす際に使う筋肉や神経を事前に刺激して、ラクに動かせるようにすることがマヒの改善に有効という研究成果がある（促通反復療法・川平法）。

●この方法を取り入れた時期だけマヒ改善のスピードが速まったという「介入試験」によって、効果が検証されている。従来のリハビリに加え、新たな選択肢となる可能性が！

第3章

最新研究で見えてきた！脳の「回復メカニズム」

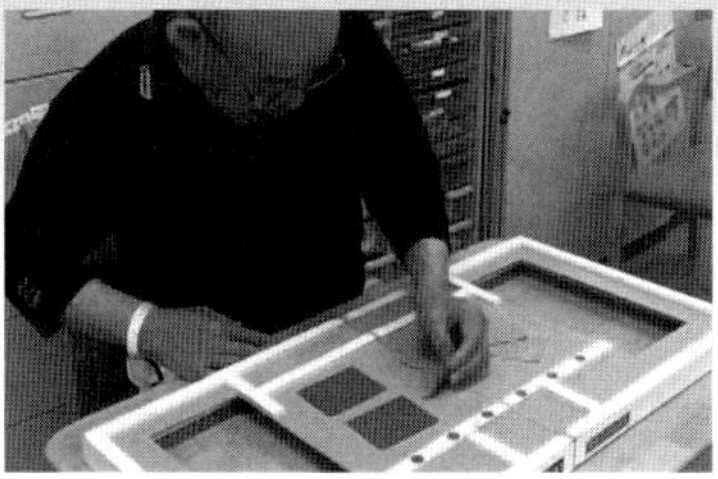

❋「ＮＩＲＳ脳計測装置」が教えてくれること

「リハビリを〝ラク〟にしたほうが、脳の改善は進みやすくなる」

これが本当であれば、こんなにうれしいことはない。しかし従来の私が持っていたリハビリに対するイメージとあまりにも違いすぎて、にわかには信じられない。

そこで私たち番組スタッフは鹿児島大学病院霧島リハビリテーションセンター、そしてリハビリを受けている患者さんの淵脇さんの協力を得て、最新の画像装置を利用した検証実験を行うことにした。

利用した装置の名前は「ＮＩＲＳ脳計測装置」という。次ページの写真で淵脇さんの頭につけられたヘルメットのようなものに、たくさんのセンサーが取り付けられているのがわかるだろうか。センサーからは〝近赤外光〟という特殊な光が放射されている。

近赤外光は波長８００㎚《ナノメートル》付近で、さまざまなものを通り抜ける性質を持っている。そのため、頭皮や頭蓋骨を通り抜け、脳の中の様子を見ることができる。ＮＩＲＳは、それを使って皮質（脳の表面）を流れる血流中のヘモグロビンの状態の変化を調べる。ざっくり言えば「脳の皮質のどの部分が、どのくらいがんばって働いているか」がわかると思えばよい。ちなみに脳の皮質は、指を動かそうと考えたときなどにその命令を出したり、どの筋肉を使えばよいかという計画を考えたりする「司令塔」的な役割を持っている。

まとめると、「指を動かそうとしたとき、患者さんの脳のどの部分がどのくらいがんばっているか」を推定することができるということだ。

実験は次のように行った。

①淵脇さんに手助けなしで指を伸ばす動きをしてもらう（2秒間に1回のペースで20秒間。30秒間の休憩をはさみつつ3回、計1分間指を動かす）。

②続いて、川平法によるリハビリを1分間受けてもらう。

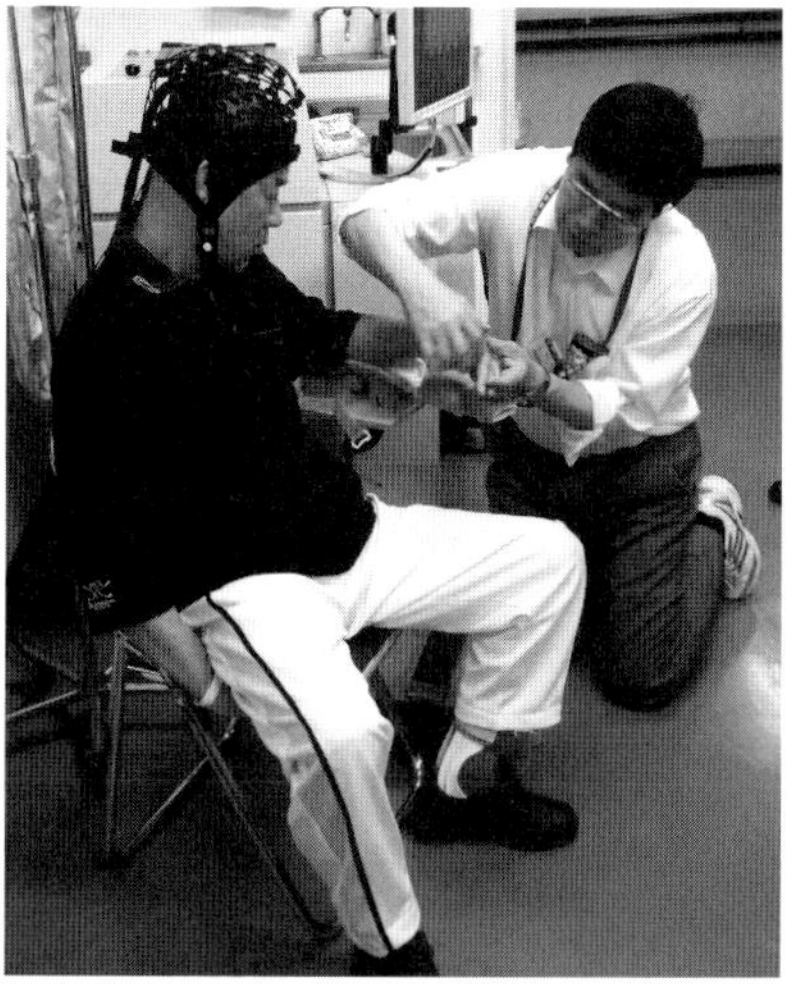

NIRS 脳計測装置を装着した淵脇さん。マヒした手を動かそうとしたときの脳の活性が、川平法を受ける前と受けた後で、どう変化するかを計測。

③最後に、①と同じ手順で指を動かしてもらう。

実験中、NIRSによって①と③の際の脳の活動を計測する。その2つを比較することで、リハビリの前後でどのような変化があったのかを推定することができる。

実験開始。まず淵脇さんに自力で指を動かしてもらう。マヒのある指を動かすのだから大変な労力だ。それでも最初の20秒間はなんとかできているように見えたが、休憩をはさんで次の20秒間になると途端にスピードが落ちた。

以前から淵脇さんは、「動き始めはできるんだけど、動作を続けているうちに動きが悪くなり、しばらく固まったような状態になってしまう」という症状を訴えていた。

このような症状は、専門的な言葉で「痙縮《けいしゅく》」と呼ばれている。実験で指を動かし続けた結果、それが表れたのだ。3回目の20秒間になると、淵脇さんの指はほとんど動かなくなってしまった。

続いて川平教授により、指の動きを助けるリハビリを1分間受けてもらう。たったの1分で何か変わるのかと思ったが、効果はてきめんだった。

もう一度、淵脇さんに自力で指を動かしてもらうと、固まったはずの指が、再び動き出した。

しかも今回は、３回目になっても勢いがあまり衰えない。「痙縮」が緩和されているように見える。こうした実験を、指の動きのほか手首を回す動きなどについても行った。実験終了後、データを解析し、脳のどの部分が働いていたかを調べる。その結果を示したのが、じつは本書の冒頭で掲載した画像だ（16ページ）。

緑で示した部分は、脳があまり活発に働いていないことを示している。それが活性化するにつれて黄色に変化し、もっとも活性化している部分は赤色で表される。

川平法の施術前、「手や指をうまく動かせなかった」ほうは、赤い色が広い範囲に見られる（16ページＡ）。つまり、脳が活性化していたことを示している。一方、川平法の施術後、つまり「運動がうまくできて痙縮も起きなかった」ほうは、赤色が減っている。つまり脳が施術前よりもそれほど活性化しなくなったことを示している（16ページＢ）。

冒頭でも書いたが、これは従来のイメージと逆だ。よく見る脳トレ教材や、健康を扱ったテレビなどでは、「脳が活性化する＝よいこと」といわれている。「いかに赤い色を増やすか」が大切なこととして紹介されることが多い。もちろん、脳の衰えの防止などを目的とする場合はそのとおりなのだろう。しかし、指の動き（もしくは脳卒中のリハビリ）に限っていえば、赤色が少ないほうがよいということになる。これは一体、どういうことなのだろうか?

じつは、取材を深めていくにつれ、この「脳が活性化していないほうがよい」という画像こそが、霧島リハビリテーションセンターで行われているリハビリ法の本質を表すものだということがわかってきた。

ここからは私たちの脳に関するさらに深い世界を覗《のぞ》き込むことにしよう。

❊脳卒中の直後、脳は〝若返る〟

2011年春。小雨ぱらつく曇り空の下、愛知県の東岡崎駅に降り立った。3月初めとはいえ季節外れの寒波に襲われた朝、コートからしみとおるわずかな湿気が体を冷やした。

向かったのは、神経生理学者・伊佐正教授(生理学研究所)の研究室だ。伊佐教授は、「リハビリによる回復の過程で脳に何が起きているか」の解明をおもな研究テーマのひとつとしている。その研究成果をまとめた論文が、世界でもっとも権威があるといわれる科学専門雑誌「Science」に掲載されるなど、その名前は世界中の研究者に知られている。

「『脳卒中の直後、脳は〝若返る〟』。
それはもはや、間違いのないことだといってよいと思います」

取材の途中、伊佐教授から驚くべき言葉が発せられた。伊佐教授自身の研究、そしていま世界中で行われているさまざまな研究を総合して考えると、それは間違いのないことだというのだ。

伊佐教授のおもな研究の対象は、マカクザルという種類のサルだ。マカクザル、というとイメージできないかもしれない。でも、たとえば動物園のサル山でおなじみのニホンザルは、英語では「Japanese Macaque」（日本のマカク）と呼ばれる。
マカクザルは、オナガザル科マカク属に属するサルの総称で、多くはニホンザルと同じような姿かたちをしている。ちなみに東南アジアに広く生息するアカゲザルやカニクイザルなどもマカクザルだ。手先が器用で、群れで行動する傾向があるなど人間と似た特徴が多く、研究の対象として選ばれることが多い。

伊佐教授は、産業技術総合研究所の主任研究員である肥後範行氏らと共同して研究を行った。対象としたのは、せき髄を損傷して、脳卒中と似たような症状を起こしているマカクザル。特殊な方法を使い、脳の神経細胞の中でどんな遺伝子が「発現」しているのかを調べたのだ。

難しい単語が出てきたので、ちょっとここで整理しよう。

私たちの体の細胞は、なんらかの働きをしようとするときに、その働きに必要な「道具」すなわち特殊な構造のたんぱく質を自ら作り出す。その道具の作り方が書かれた「設計図」が、遺伝子だ。

設計図は道具ごとに異なっているが、ひとつの事典にすべて書き込まれている。その、いわば「決定版！　人体の設計図事典」というべきものがＤＮＡだ。

細胞は何かの行動をしようとすると、まず事典（ＤＮＡ）の中から必要な設計図（遺伝子）を探し出し、道具（たんぱく質）を作り出す。これが「発現する」ということだ。

逆にいえば、どの遺伝子が発現しているかを調べれば、その細胞が「何をしたいのか」ということを推定することができる。

伊佐教授と肥後氏はそれをやった。病気によるダメージを受けたとき、脳の神経細胞はどのような行動をとろうとするのか。遺伝子を見ることで、それを調べようとしたのだ。

結果は、驚くべきものだった。ダメージを負った脳の神経細胞では、「ＧＡＰ43」という名前の遺伝子が大量に発現していた。また難しそうな言葉が出てきたが、「ＧＡＰ」は「Growth Associated Protein（成長に関連するたんぱく質）」の略。要は脳卒中が起きたあと、脳は病のダメージから立ち上がろうとするかのごとく、「成長しよう」と大声で叫んでいるということが確かめられたのだ。

このＧＡＰ43は、私たちの人生のある時期に、脳で大量に発現することがわかっている。それは、「赤ちゃん」のときだ。そして最近の研究で、ＧＡＰ43は脳の神経細胞が新しいネットワークを作るときに欠かせない「シナプス」という器官を作るのに大きな役割を持っていることがわかってきた。

私たちの脳の中で、神経細胞はどのように精密なネットワークを作っていくのだろうか？そのメカニズムは、多人数が参加したパーティで参加者が次々に「握手」していくことをイメージすると理解しやすい。

神経細胞は「樹状突起」と呼ばれる腕のような器官を持っている。この腕には「シナプス」

と呼ばれる情報の受け渡し口、いわば「手」がついている。

ひとつの神経細胞は「腕」を伸ばし、ほかの細胞の「手」と握手することによって情報を受け渡す。ただ人間と違って、腕についている手はひとつではなく、無数にある。しかも、「手」は常に固定されているものではなく、なかった場所に新しい手ができたり、以前あった場所の手がなくなったりすることもある。

こうした特徴の結果、神経細胞は握手する相手をそのつど、自由に変えることができる。この結果として、私たちは新しいことを覚えたり、いままでできなかったことができるようになるのだ。

前の章で、脳の「可塑性《かそ》」ということについて紹介した。脳は粘土のように、形を保持しつつも柔軟に形を変えることができる性質を持っているということだった。この可塑性を生み出しているのが、いま説明した樹状突起とシナプスの仕組みだ。ある神経細胞が壊れても、生き残っている神経細胞が新たに手を増やしたり、握手する相手を変えたりすることによって、壊れた細胞の働きを補うことができるのだ。

赤ちゃんの時代。脳の神経細胞は驚異的なスピードで樹状突起を伸ばし、シナプスを増やし、次々に新たなネットワークを作り上げていく。

その過程で私たちは、「言葉」や「道具の利用」さらには「感情のコントロール」など、それからの人生をすごしていくうえで欠かせないさまざまな能力を学習していく。そのなかには「歩行」や「指の動かし方」など、体の動きに関するものも含まれている。

しかし成長していくとともにこの働きはピークを過ぎ、それにつれて学習は猛スピードで進むものではなく、ゆっくりと進むものへと変化していく。外国語やスポーツなど複雑な学習が必要なものは、赤ちゃんや子どもの時代に進めたほうがよいといわれる背景には、こうした人間の脳の発達のメカニズムがある。

ところがそのシナプスの成長が、ダメージを負った脳で急激に高まるという。病を受け、脳細胞が損傷し、手や足などが動かなくなること。それはある意味で、それまで蓄積していた大切な学習記憶の「喪失」といえるだろう。そんなとき脳は、自ら時計を巻き戻し、赤ちゃんのときのような「急速学習モード」に脳内のシステムを切り替えることで、喪失からの回復を果たそうとしているというのだ。

❇脳卒中患者の脳内で起こっている「回復のメカニズム」

伊佐教授はいま、脳の回復メカニズムに関する研究を深めている。その結果、脳卒中の発症直後から回復の過程のそれぞれの時期にどのようなことが起きているか、今まではベールに包まれていた詳細な姿がしだいに明らかになってきている。

次に、ごくわかりやすい形でまとめたのでご覧いただきたい。なお、理解のため、多少のデフォルメをしている。研究の詳細を知りたい方は、巻末の文献一覧にある伊佐教授の論文を参照してほしい。

私たちの指は、脳からの指令を受けて動いている。それを、左の図のようなイメージで表してみよう。

車は脳からの「指令」を表し、通っている道は「神経」を表す。脳が出した指令は、神経を通って指の筋肉に伝えられ、結果として運動が起きる。これが一般的なイメージだ。

このイメージからすると、脳卒中によるマヒが発生した患者さんでは、95ページの図のようなことが起きていると考えられる。

脳からの命令（車）が神経（道）を通り、指を動かす

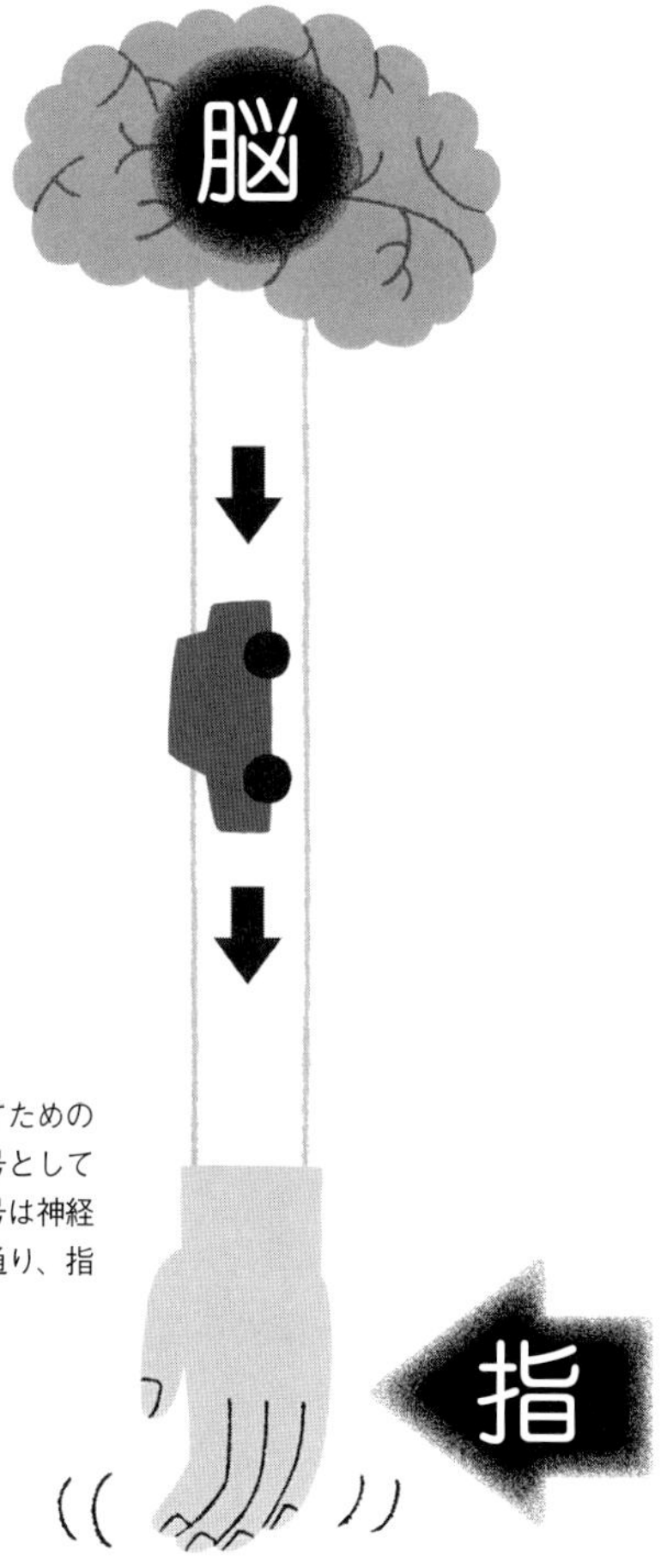

脳は、指を動かすための命令を、電気信号として発する。電気信号は神経という通り道を通り、指に届けられる。

道の途中で土砂崩れ（脳卒中）が起き、車が通れなくなった。そのため指令が指に届かなくなり、動かせなくなったということだ。もちろん、指令所である脳の皮質が壊れてしまうケースもある。しかしマヒの原因としては、こういう「途中の道が壊れる」ケースのほうが多い。

ここであらためて、第1章で紹介した厳然たる事実を思い出してほしい。「いちど壊れた神経細胞は、再生しない」というものだ。

もし土砂崩れが軽くて、道があまり遮断されていない（神経細胞の多くが生き残っている）場合なら、生き残った神経細胞の道をうまく生かして、多少は苦労するものの、車が指までたどり着くことができるだろう。

しかし、道が完全に遮断された（神経細胞が完全に死んだ）のであれば、回復することはない。死んだ細胞が復活することがない以上、ふさがった道が新たに開通することはあり得ないからだ。以前は、そのように考えられていた。

伊佐教授は本当にそうなのかどうかを検証することにした。調べたのは先ほどと同じ、脳から指につながる神経に傷を負ったサルだ。

傷を負った直後、サルは指をほとんど動かせなくなった。特殊な方法で調べてみると、神

脳卒中（土砂崩れ）で命令が神経を通れなくなる

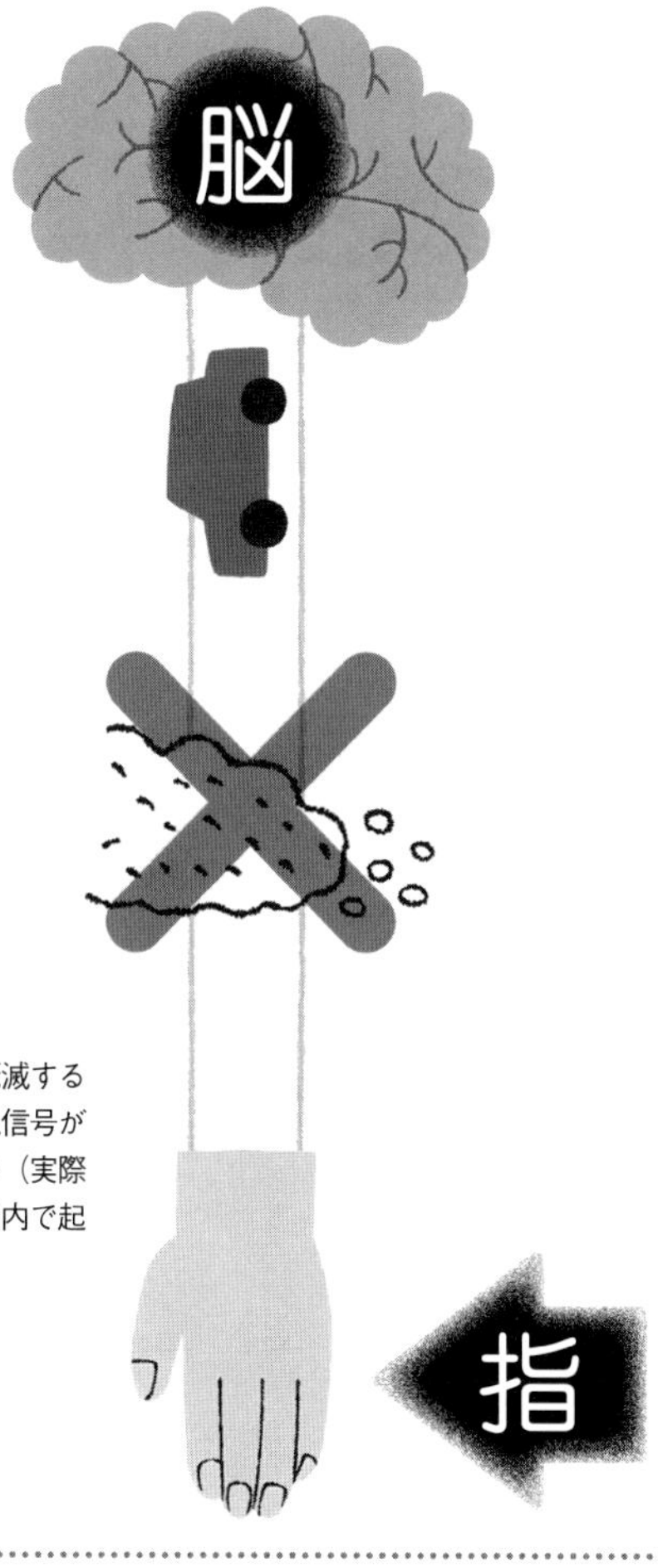

脳卒中で神経が死滅すると、脳からの電気信号が指に届かなくなる（実際の土砂崩れは、脳内で起こっている）。

経の「道」は完全にふさがっていることがわかった。そのサルに対し、動かない指を動かすように促すリハビリを行った。動かない手のそばに大好物のイモを置き、動くほうの手は抑えてしまう。動かない指を使わなければ食べることができないため、サルは不器用に指を動かし、なんとかイモを口に運ぶようになる。このようにして、動かない指をできるだけ使うように練習を重ねた。

先ほどの考え方、つまり「道が完全に遮断されている以上、回復はしない」のであれば、指の動きは改善せず、下手なままのはずだ。ところが実際に起きたことは、その逆だった。わずか3日~1週間程度でサルの指の動きは劇的に改善していった。3週間もすると、指の動きはほぼ元に戻り、しなやかな動きでイモを口に運ぶようになった。

サルの脳は人間とは違い、神経細胞が再び生まれるのだろうか？　伊佐教授が調べてみると、そうではないことがわかった。途切れた神経の道は、つながってはいなかったのだ。道がないのに、車が通る。魔法でも使わなければ、そんなことは起きないはずだ。いったい、何が起きたのか？　伊佐教授は研究を重ねた結果、次のようなことが起きたと考えた。

そもそも脳から指につながる道は一本ではなく、複数あるというのだ。いわば次ページの図のようなイメージだ。

平常時は決まった神経回路以外は通行止めに

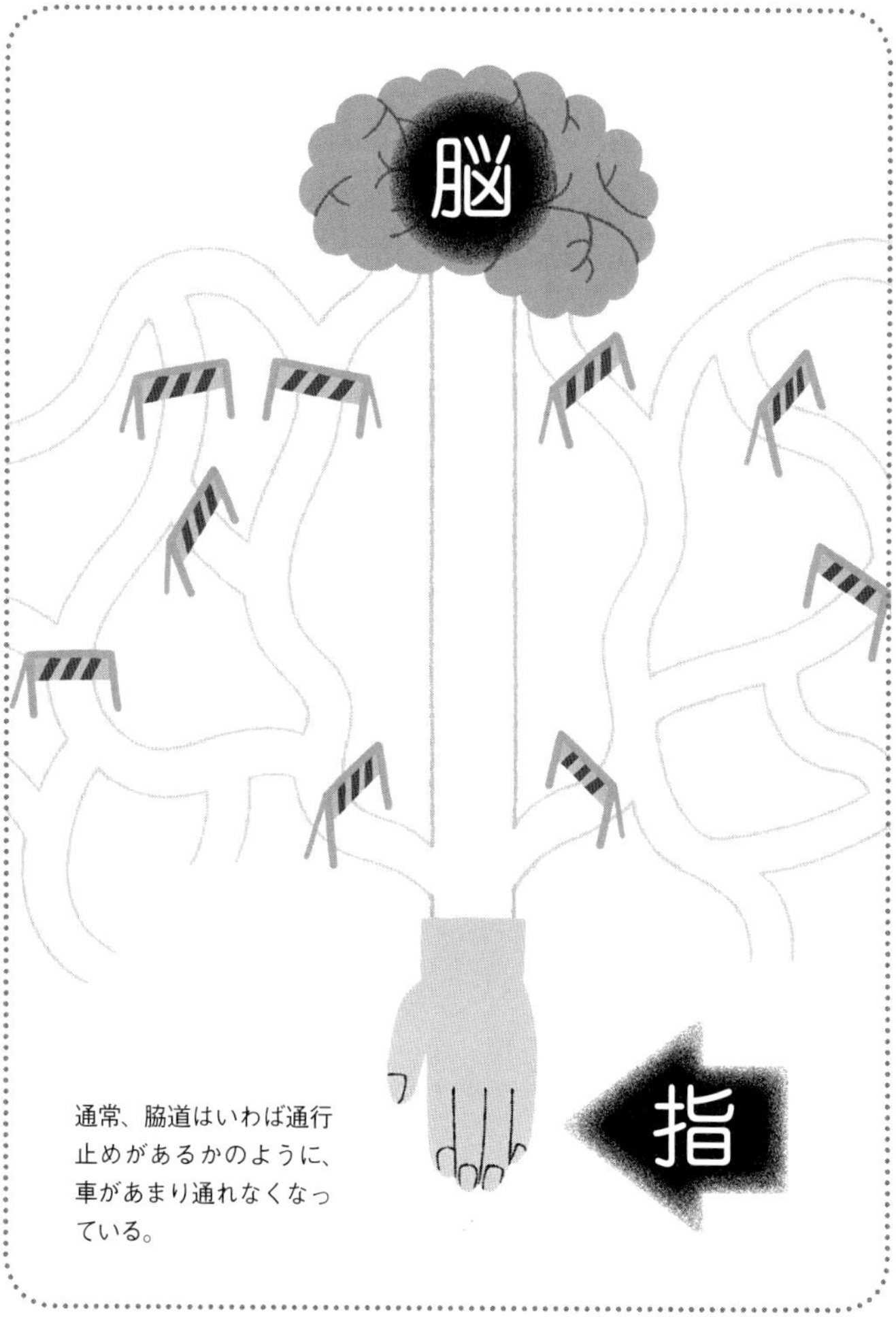

通常、脇道はいわば通行止めがあるかのように、車があまり通れなくなっている。

この脇道は、通常はいわば「通行止め」のようになっており、車はあまり通ることができないようになっている。ところが本道に土砂崩れが起きると、99ページの図のようにこの通行止めが自動的に外れる。そして車が、脇道を通れるようになるというのだ。

これで、「道がないのに車が通る」という謎は解ける。脳卒中のような非常事態が起きたときに備えるかのように、バイパスが準備されていたのだ。

ただし伊佐教授によると、この「脇道」は本道に比べて細く、通せる車の量には限界がある。健康なときと比べ、指に届く指令は弱くなってしまう。

また、「混線」を引き起こしやすい特徴もあるという。たとえば人差し指につながっている脇道は同時に中指にもつながっているなど、脇道は複数の場所につながっているケースが多いと考えられる。だから、人差し指を動かしたいのに中指も一緒に動いてしまうなど「混線」を引き起こす場合があるというのだ。

実際に脳卒中のリハビリを行っている患者さんの様子を見てみると、「人差し指を動かしてください」と言われているのにほかの指が同時に動いてしまうという現象は非常によく観

脳卒中になると通行止めが外れ、脇道を通れるように

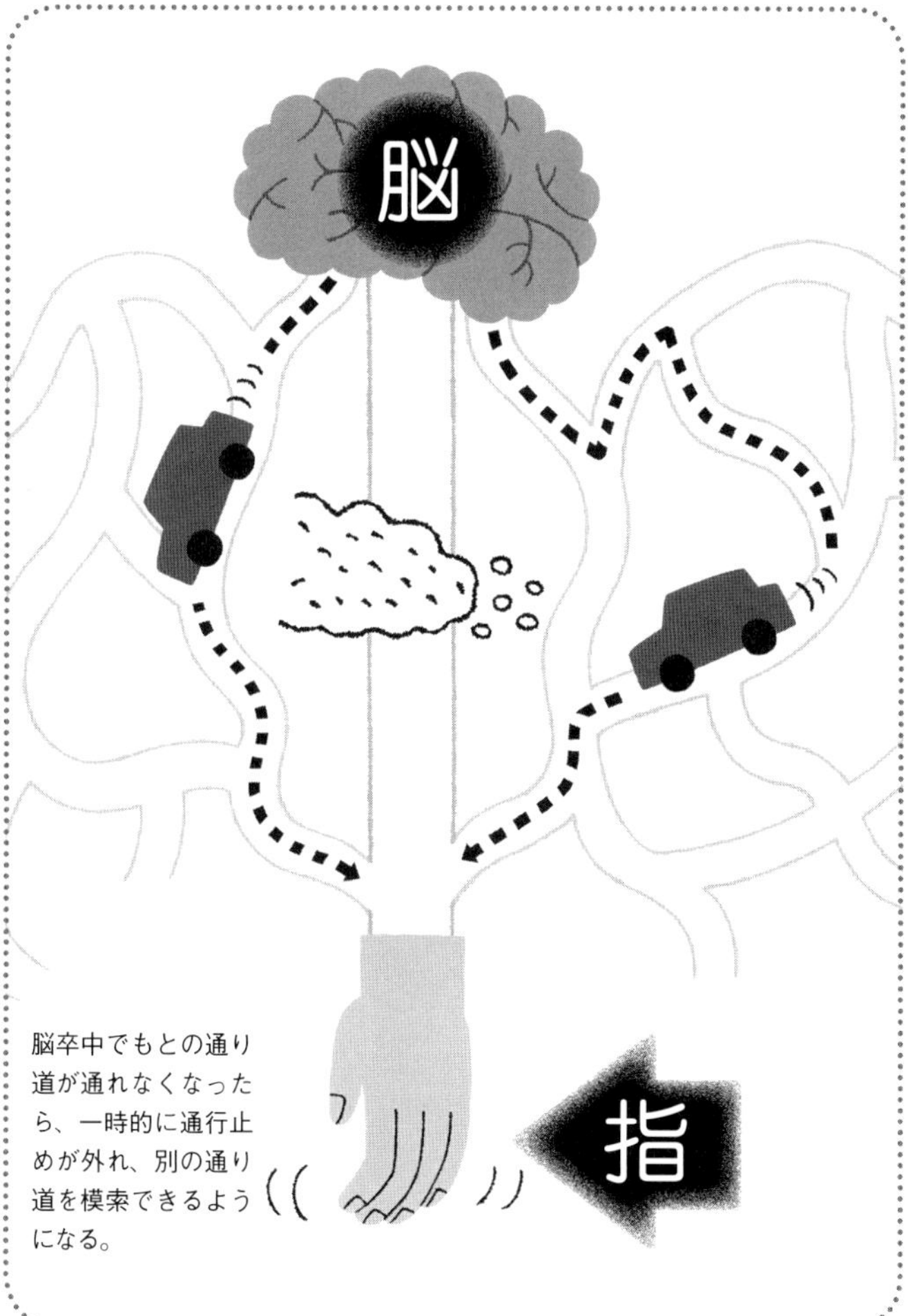

脳卒中でもとの通り道が通れなくなったら、一時的に通行止めが外れ、別の通り道を模索できるようになる。

察される。「共同運動」と名前がつけられているほどで、リハビリに挑むほとんどの患者さんがこの現象を経験するといっても過言ではない。だから、伊佐教授の理論には強い説得力がある。では、いちど脳卒中になったらずっとこのままなのだろうか？

じつはそうではない。ここで出てくるのが、先ほどの「可塑性」だ。

神経細胞は樹状突起という手やシナプスという握手によって、ネットワークを作ることができる。そして脳卒中のあとは、こうした働きが強くなっている。脇道を構成した神経細胞たちは、最初は弱い結合しか持っていない。しかし何度も何度も使われているうちに、シナプスを介した結びつきを強めていく。通る信号は大きく、かつ正確なものになっていく。枝分かれが多くでこぼこだったケモノ道が、車が何度も何度も往来するうちに自然と太く、平らになって通行しやすくなるようなものだ。

要は、「車が通れば通るほど、道は通りやすくなる」ということだ。逆説的なようだが、「できる」ようになるためには、「できた」という経験を何度も積まなければならない。「脳が〝ある行動をしろ〟と命令したときに、その行動が実現する」ということを繰り返すことが大切なのだ。逆にいうと、どれだけがんばって「〇〇したい」と思っても、その行動を実現できないかぎり、ネットワークはあまり強化されない。つまり、できるようにはならない。

この性質は、いってみれば当たり前のことかもしれない。どれだけしたいと思ってもできないことを延々と練習するよりは、いまがんばればできることをラクにできるようにしたほうが、全体からみると効率がいいだろう。「命令したことが実現したときにだけネットワークが強化される」という仕組みは、脳が必要な能力を効率よく習得していくためにはとってもありがたいものなのかもしれない。


だからこそ、脳卒中が起きたらできるだけ早いうちにリハビリを開始したほうがよい。可塑性が高まり、かつ通行止めが外れ脇道の通行が可能になっている時期……それこそが前述した、発症後すぐから半年までの、失った機能を回復するためのボーナス期間の正体なのだ。この時期にできるだけ多く適切なリハビリをこなすこと、つまり「脳に命令を出させ、その行動が実現する」という経験をどれだけ積めるかということが、その後の機能の回復のカギを握ることになる。

現在、多くの病院では脳卒中の患者さんに対し、できるだけ早くリハビリを始めるようになってきている。手術後の状態さえ安定していれば、意識がはっきりと戻っていなくても座らせるなどのリハビリを行うことさえ珍しくない。その結果、以前より脳卒中後の後遺症の程度が軽くてすみ、自立して生活できるようになっている患者さんが増えてきている。

しかし前述してきたように、ボーナス期間には終わりがくる。つまりいちど外れた通行止めが、時間とともに復活してきてしまうのだ。脳卒中の発症後、時間がたつとリハビリの効果が薄れてしまう大きな理由が、この「通行止めの復活」だ。

では、こうなったらもう回復は難しいのだろうか？　今までの説明を聞いていくと、難しいのでは、と思われたかもしれない。しかし、あきらめる必要はない。ある「発想の転換」を行いさえすれば、回復を進めることは可能になる。

思い出してほしいのは、本書の冒頭（16ページA）の画像だ。発症後2年経過している淵脇さんが指を動かそうとすると、脳の活動は活性化して真っ赤になった。川平教授はこの結果に対し興味深い評価を下している。淵脇さんの脳はたしかに活性化しているのだが、それは脳が「混乱」している証拠なのだと。

通行止めが復活し、通れる脇道がほとんどなくなってしまった脳では、脳が指令を出しても行く道を失う。脳はなんとか指令を届けようとさまざまな脇道を試したり、なんとか通行止めを乗り越えて指令を届けようとしたりして必死に働く。結果として、努力をしているわりには指まで届く指令はわずか、という効率の悪い状況になってしまう。

問題はそれだけではない。脳がさまざまな脇道を試しているうちに、本当は動かそうと思っていない場所にも間違って指令が届いてしまう。そうこうしているうちに指の周辺の筋肉が疲労・緊張して固まってしまう、というようなことも起こり得る。

脳卒中の発症から時間が経過した患者さんが自己流でリハビリを行うと、このような脳の「混乱」が起きる危険がある。それがリハビリの妨げになると川平教授は考えている。

発想の逆転――リハビリを患者の自助努力にまかせない

「従来のリハビリは、患者さんの自助努力にまかせる部分が大きかった。そうすると必死に努力したわりに練習量をあまり得られないという、大変効率の悪い状況が起きてしまう。回復が進まないばかりか、努力のわりに効果を実感できないため、患者さんがリハビリに対するやる気を失ってしまう」

では、どうすればいいのか。川平さんは発想の逆転を行った。脳ではなく「出口側」、つまり指のほうを刺激することにしたのだ。

川平法のやり方を思い出していただきたい。まるでゴルフのスイングの練習のように、スタッフが患者さんの指を動かしやすいように「促通《そくつう》」して手助けする。それと同時に、患者さんが「動かそう」と意識する。直前にスタッフが手助けすることにより、患者さんの指から脳につながる神経は刺激され、動きやすい状態になっている。わずかに残った脇道を通って届けられた、弱い指令でも動かしやすくなっている。

いちど「動いた」という感触を得ると、脳はどの脇道を使えばよいかを理解し、その脇道に集中して指令を送るようになる。その結果、脳の活性化はむしろ落ち着いた。16ページの[B]（川平法の施術を1度受けた後の脳の活性）を参照していただきたい。むだな努力をしなくても、「ラク」に動かせるようになった。車が迷わずに道を通ることができるようになったのだ。

ただし、この「動かしやすくなる」状態は指の筋肉や周辺の神経が刺激されて反応しやすくなっている間だけしか続かない。じきにまた動かしにくくなってしまう。しかしこのプロセスを何度も繰り返しているうちに、「道」は少しずつ広がっていく。そのうち川平法をし

指を動かし、神経を刺激して、脳に道を教える

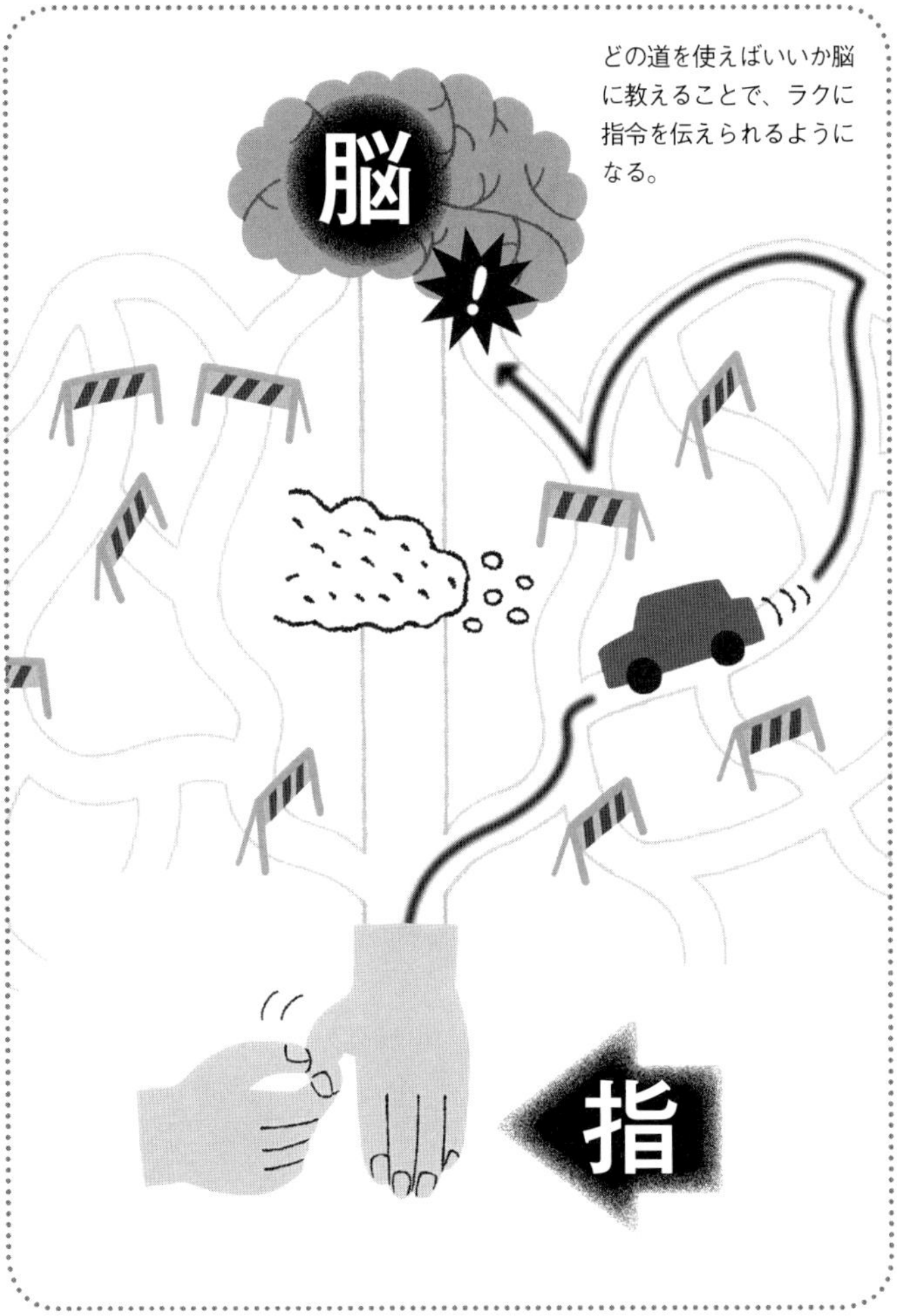
どの道を使えばいいか脳に教えることで、ラクに指令を伝えられるようになる。
脳
!
指

なくても、スムーズに動かせるようになることが期待される。

川平教授はアメリカから帰ってのち10年以上の試行錯誤を続け、どの場所をどんなタイミングで刺激すれば患者さんが体をラクに動かせるようになるか検討を重ねてきた。指や手、さらには足など全身のさまざまな動きの一つひとつに対して、安定して効果のある方法を見つけられたのは、ほんのここ5年ほどのことだという。

脳は「できた」という経験を繰り返すことによって「できる」ようになる。しかし脳卒中によりダメージを受けた患者さんにとって、その「できた」という経験をすることが難しいのだ。どれだけ患者さんが自力でがんばっても努力の多くがむだになってしまうことも少なくない。だからこそ川平教授は、「できた」という経験を患者さんに積ませることを最大のポイントとして自らの手法を発達させてきた。それが、「患者の動きをラクにする」という発想につながっていった。

第2章で紹介した、淵脇さんが入院したとき、杖を使うようにアドバイスされたというエピソードも、同じ考え方から生まれている。患者さんは病気になる前の状態に戻りたいという思いが強く、できるだけ早く杖を外そうとする。しかし十分に動きが回復していない状態で杖を外すと、歩き方が不自然な形になってしまう。でもがんばって歩いていればそのうち改善するかというと、「脳はできたことしかできるようにならない」ため、不自然な形が固定化してしまう危険がある。それよりも杖を使ってもいいからスムーズな歩き方を実現し、それを脳がちゃんと「できる」ようになってから杖を外したほうがいいと、川平教授は考えているのだ。

なお、この川平教授の考え方には、異論もある。できるだけ早く杖を外したほうが患者のためになるという主張もあり、結論は出ていない。川平法が本当に従来のリハビリと比べ画期的な効果があるかどうかも含めて、広く研究者に支持されるようになるには、まだまだ研究を積み重ねなければならないだろう。

あくまで、そのデータのひとつとして、先ほど紹介した渕脇さんのリハビリの経過をお伝えしておこう。

渕脇さんが入院したとき、ＳＴＥＦ（簡易上肢機能検査）というテストを受けた。大小のブロックをつかんで移動させたり、布の切れ端をひっくり返したりなどの動作が制限時間内にどれだけできるかを調べるテストだ。日常生活で必要な、ものを操作する能力を点数化して調べることができる。

淵脇さんが入院時に受けたテストの点数は、100点満点中、たったの10点だった。このテストは、60代の健康な人なら平均で90点は取れるとされている。また霧島リハビリテーションセンターに勤める作業療法士の方が「あくまで経験的な目安」として教えてくれたところによると、30点あればちょっとした助けを借りて日常生活を送ることができ、70点くらいあれば日常生活でかなり手を使えるようになるケースが多いという。

つまり10点というのは、あくまで目安だが「日常生活で手を使えるレベルにはほど遠い」ということになる。

淵脇さんはその後2か月間入院して、川平法によるリハビリを続けた。2年間変わらなかった指や腕の動きは、みるみるといってよいほどの改善を遂げていった。テストの点数は19点→36点→38点と伸びていった。それと同時に、できることもどんどん増えていく。

まず入院して1週間後、左手を上げて自分の鼻や頭の上をスムーズに触れるようになった。以前は茶わんなどをいちど握ったら指が緊張し、離せなかったのが、2週間後、すっと力を抜けるようになり、すぐに離せるようになった。そして1か月後。それまでできなかった「コップをつかみ、口に持っていく」という動作ができるようになった。

週末、一時退院が許された際に、淵脇さんは地元の友達と一杯の美酒に酔ったという。大

●お買い求めの動機は？（いくつでも丸を）

1. NHKスペシャル「脳がよみがえる」の放送を見たから

2. タイトル・テーマにひかれて　3. 脳卒中の患者さんが身近にいるので

4. NHKスペシャルの本だから　5. 装丁にひかれて

6. その他（　　　　　　　　　　　　　　　　）

●本書の値段についてお聞かせください。1. 高い　2. 妥当な値段　3. 安い

●今までにNHK番組の本を買ったことはありますか？　はい・いいえ

（「はい」に丸をつけた方は書名も　　　　　　　　　　　　）

●ふだん、よくご覧になるテレビ番組名を教えてください。

●この本についてのご意見、ご感想等をお書きください。

● お名前・住所など個人を特定できる情報は絶対に公開しないことを条件にこのはがきのコメントを本書の宣伝に使用してもよろしいですか？
[使用してもよい・使用しないでほしい]

※このはがきの内容を本書の宣伝・広告に使用させていただく場合は、必ず匿名としお名前・住所等の個人情報は絶対に公開しません。

お手数ですが
50円切手を
おはりください。

郵 便 は が き

104-8357

東京都中央区京橋3−5−7
主婦と生活社 ライフ・プラス編集部

『NHKスペシャル
脳がよみがえる』
読者アンケート 係 行

ご住所 〒□□□−□□□□ ☎ − −

都・道 市・郡
府・県 区・町

Eメールアドレス： @

フリガナ お名前	男性□ 女性□ 年齢（ ）歳 職業（学年） [ ]

●この本を何で知りましたか？
1. 書店で見て（書店名 ） 2. 新聞（ 新聞）
3. 書評・広告（掲載誌名 ） 4. 人に勧められて
5. その他（ ）

川平法で手首が回せるように！

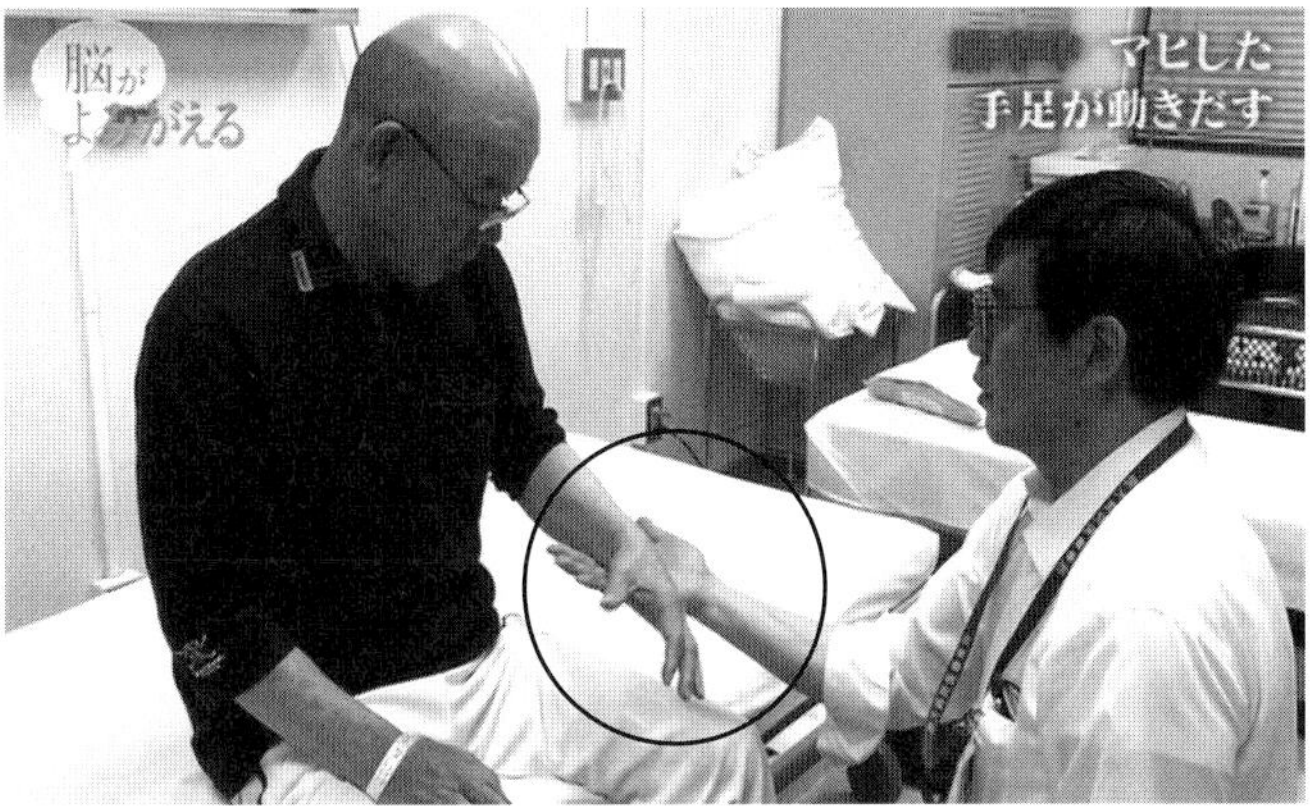

入院時は手首を回すことができず、茶わんを傾けずに口の近くまで持っていったりコップで水を飲むことができなかった淵脇さん。

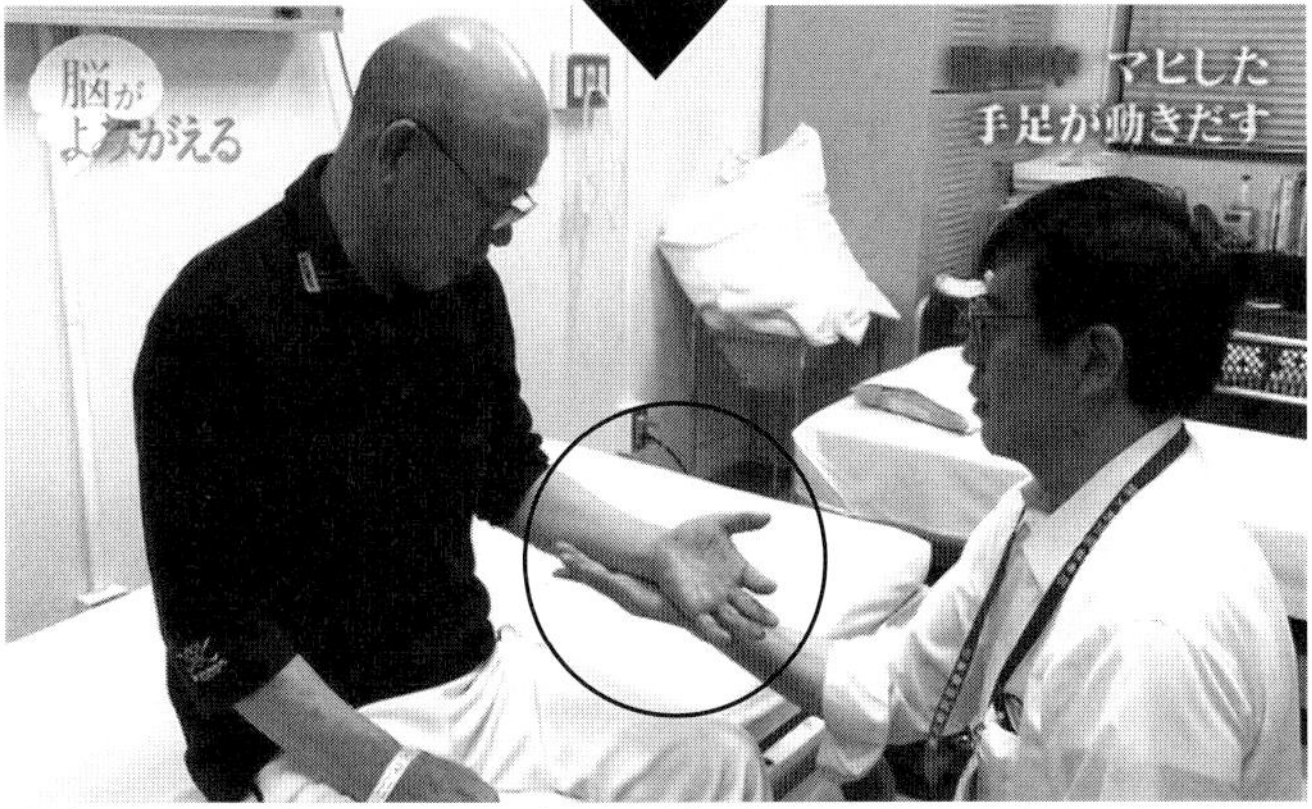

手首を回す川平法を受けたら、自然に手首が回り、手のひらを上に向けたり下に向けたりできるようになった。「マジックにかかっているみたいだ」とつぶやく淵脇さん。

切な友人の前で、できなかったことができるようになる……。その姿を見せられることがどれほどの喜びだったか、想像するに難くない。淵脇さんは私たち取材スタッフに、何度も友人たちの驚きの表情を語ってくれた。そのときの淵脇さんは、少し失礼な表現かもしれないが、まるで初めて逆上がりができた少年のような笑顔をなさっていた。

退院を次の日に控えた入院57日目。最後のテストが行われた。その成績は、入院前と比べて54点アップの64点。経験的に、手を使ってある程度日常生活を送れる目安という70点にほぼ届くところまで改善した。実際に淵脇さんは、両手の指を使って靴ひもを結ぶなど、かなり繊細かつ高度な動きをすることまで可能になっていた。

2か月の入院を終えて退院する直前、川平教授は淵脇さんに対し、先ほどのNIRS検査をもういちど行うことにした。淵脇さんはもはや川平法の助けを借りなくても、指を1分間、スムーズに動かし続けられた。その結果が、第1章冒頭（16ページ）の[C]の画像だ。

[A]の画像と見比べてほしい。脳が活性化していることを示す赤い場所が、ほとんど見られなくなった。車が多く通ったことで道が広くなり、ラクに指令を届けられるようになったのだ。発症から2年を経過しても脳は変わり得るということがデータからも証明された。

コップで水が飲めるようになった！

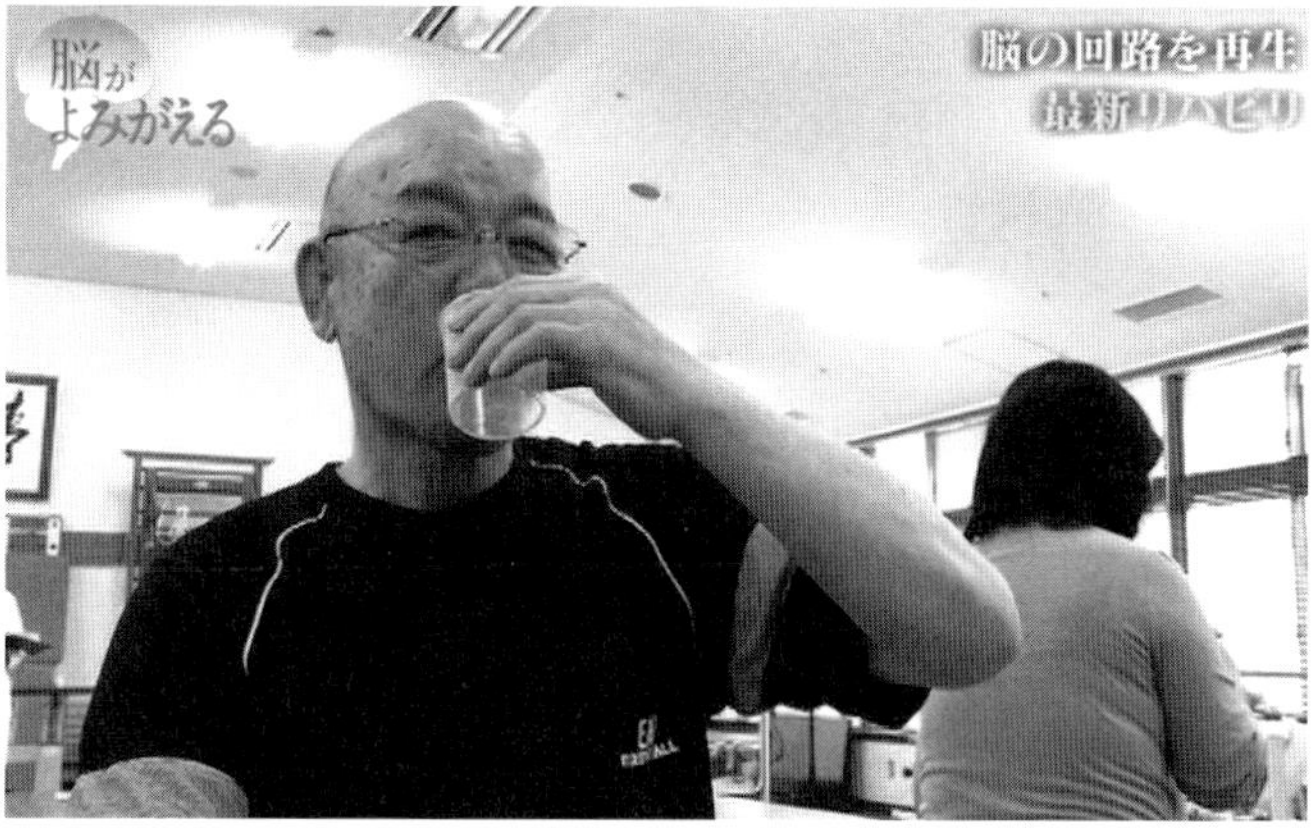

コップを口元の位置で固定する淵脇さん。以前はこうしてコップを口元まで運ぶことすらできなかった。

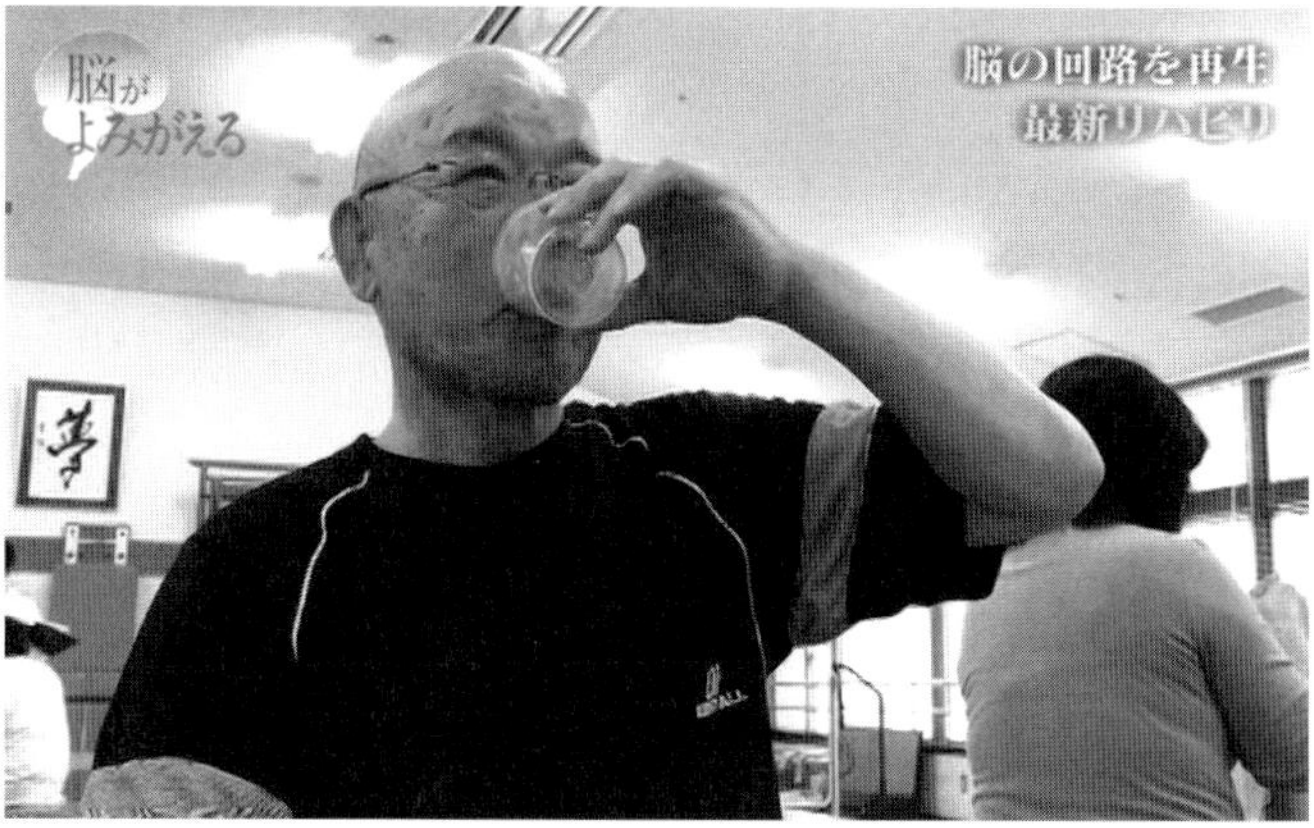

コップで水を飲むしぐさをスムーズにできるようになった淵脇さん。つかむ力の加減、手首の回転など、以前は難しかった動作もできるように。

自分の方法が理想的なものではないし、どんな患者さんでも救えるわけではないことは、川平教授自身が常に話している。しかし、全国から川平教授のリハビリを求めて霧島リハビリテーションセンターにやってくる患者さんを診察するたびに、ある悲しみを感じるのだという。

「私たちの技術でも、改善することが難しい患者さんはまだまだいらっしゃいます。とくにマヒが重度な方の場合は、なかなか結果を出すことができません。ただ、淵脇さんのように、改善が可能なのにもかかわらず、〝もう半年経過したから、やってもむだだ〟と十分な治療を受けられず、毎日不自由な思いをしていらっしゃる方がたくさんいる。それは、どうにかしなければいけないと思っています」

たとえ改善しなくても、手を尽くす

川平教授は、いまのリハビリテーション医療の現状に対し、ときに厳しい意見を主張することがある。取材を通じて、その厳しい言葉の奥には、患者さん、そしてそのご家族に対する人一倍強いいたわりの気持ちがあるのではないかと思うようになった。

「少し極端なたとえですが、救急救命の場で、この患者さんの心臓マッサージをしても助からないと思っても、医療者は必死でやります。ご家族にその必死な姿を見てもらうことで、『いろいろ手を尽くしてもらったけれどもやはりだめだった』という形で納得してもらえる。それと同じで、やはり、マヒが強いその手を、もしかしたら動かないかもしれないと思いながらも、やるだけのことはやりましたと言えるまで挑戦しなければならない。その結果として、患者さんやご家族も、一生マヒと付き合うという前向きな気持ちで、自らの状態を受け入れることができるようになると思うんです」

退院して1か月たったのち、私たち番組スタッフは淵脇さんのご自宅を訪ねた。センターで集中的なリハビリを受けていたころと違い、普通の生活に戻ったいま、左手の能力が元に戻ってしまっていないか心配だったからだ。

私たちの不安を吹き飛ばすように、笑顔の淵脇さんが迎えてくれた。驚いたことに、淵脇さんはできることがどんどん増えていた。たとえば車の運転。左手でギアを換え、ちゃんと両手でハンドルを回すことができる。エアコンやオーディオのスイッチも、軽々と操作することができる。

脳卒中に倒れてからあきらめていた趣味の植木いじりも、再開していた。植木の形を整えるためひもを結んだり、重いはしごを担いで登ったり……64歳という年齢からして、もはや脳卒中を経験していない人と比べても元気なのではないかと思うほどの動きを見せていた。

淵脇さんは退院してからも日々休むことなくリハビリを続けている。入院中に「どうすればラクに動かせるのか」という動きの基本を学んだことで、自分で工夫して練習することができるようになった。なにより入院中、「よくなる」という経験を積んだことが、ゆるぎない自信となっている。

淵脇さんのひとつの言葉が、心に残っている。

「昔だって、がんばっていなかったわけじゃない。必死でリハビリしていましたよ。でも、どうやってがんばったらいいかわからなかった。誰もそれを教えてくれなかった。いまは自分でがんばれます。どうすればよくなるかが、わかったから」

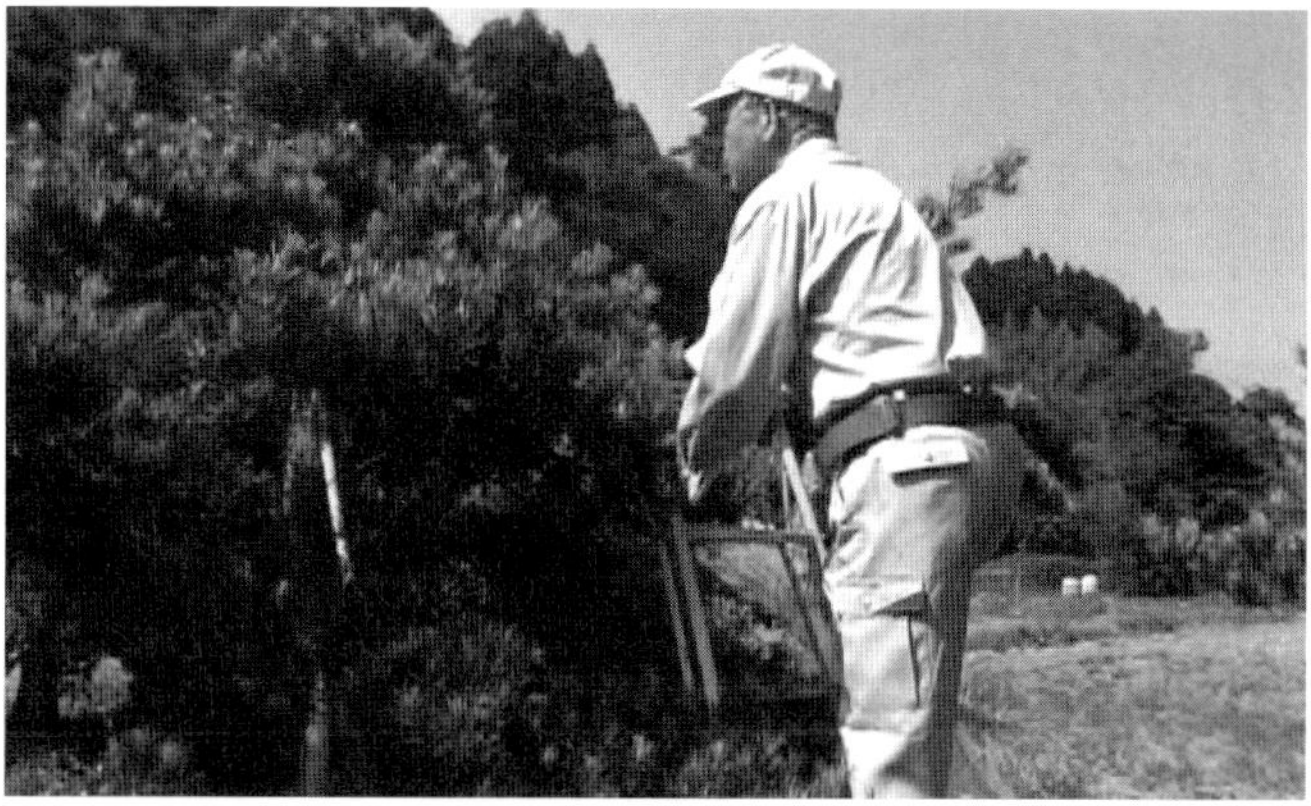

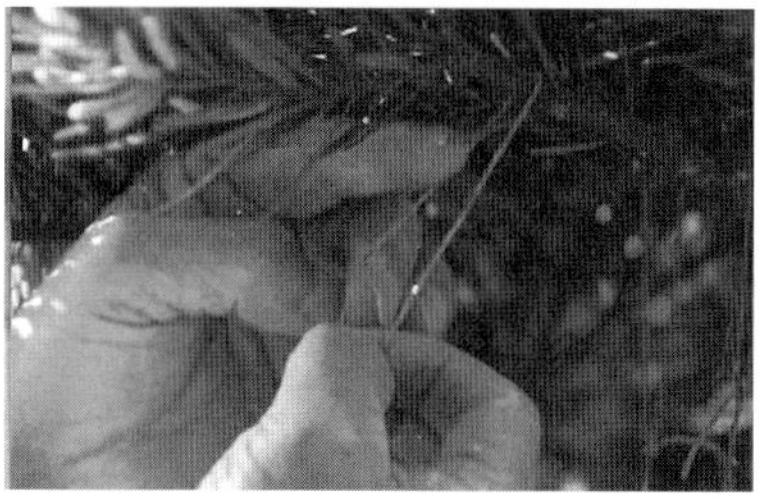

退院後、自主的にリハビリを続けていた淵脇さんは、好きな庭仕事をできるまでになっていた。はしごを登り、ひもを使って枝を固定するなど、細やかな動きも自在に。

第３章のポイント

POINT!

「脳卒中が起こると、
脳は若返る」。
残された神経細胞を使った
新たなネットワークを
作ろうとする！

- 脳から手などにつながる神経の通り道は1本ではなく複数あるが、普段は「通行止め」に近い状態になっている。
- 脳卒中になり、主要な神経の通り道が遮断されると、「通行止め」が一斉に外れ、新たなネットワークを作ろうと、脳が「やわらかく」なる。
- 「脇道」の神経ネットワークは、細く弱い。それを強めるには、効果的なリハビリを繰り返し、成果を定着させることが大切。

第4章

新技術で、重度のマヒも改善可能に

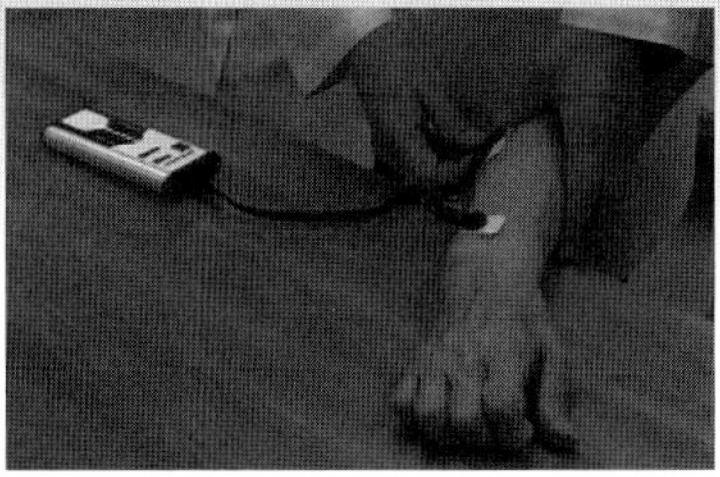

❋機械が脳を助け、マヒの改善を導く「ＢＭＩ技術」とは？

「心の中で考えるだけで、テレビやパソコンを操作できたらいいな」

そんなことを、考えたことはないだろうか？

でもこれは、決して遠い未来の夢ではない。研究室レベルではとっくに「実現した夢」になっており、アメリカなどでは、頭で考えることによって操作するオモチャが、すでに市販されていたりする。

こうした技術は、ＢＭＩ（ブレイン・マシン・インターフェイス）と呼ばれている。和訳すれば、「脳と機械の接点」とでもなるだろうか。脳がどんな活動をしているのか外から読み取り、それを使って機械を操作しようという技術だ。

じつはいまこの技術が、脳卒中のリハビリに画期的な進歩をもたらすとして注目されている。これまでリハビリが難しいといわれた重症な患者の機能を、ＢＭＩ技術を利用して改善できるようになるかもしれないと、世界中の研究者がしのぎを削っている。毎月のように新たな論文が発表され、発見が相次いでいる。

そして日本においても最近、一部の研究グループが世界を驚かせる成果を上げている。この章では、そうした脳卒中リハビリの最前線の動きについてお伝えしていきたい。

重いマヒが改善しないまま長い期間が経過し、「もうリハビリは不可能」と言われていたにもかかわらず、ＢＭＩ技術によって改善を遂げた人がいる。

東京都内に住む男性、山下さん（仮名）49歳。健康診断では高血圧を指摘されていたものの、ボランティアで地元の消防団の一員として活動し厳しい訓練にも耐えるなど、健康には人一倍の自信を持っていた。

そんな山下さんを突然の悲劇が襲ったのは、7年前（２００４年）のある朝のことだった。眠りから目覚めてベッドから起き上がり、いつものように脇に置いておいたペットボトルの水をひと口含んだ。そのボトルを床に置こうとしたそのとき。山下さんは突然体のバランスを失い、ベッドから落ちて床に転がった。

「もう42歳だし、俺も衰えたな……」と思い起き上がろうとすると、左半身がいうことをきかない。ただならぬ物音に驚いた家族が救急車を呼び、山下さんは担架に乗せられた。

「まだ、若いのにな」

救急隊員が気の毒そうにつぶやいたひと言を、山下さんはいまだに覚えているという。病院へ到着したのち、すぐに脳の状態を調べるためのCT検査が行われた。しかし検査機の中に入ったころからしだいに山下さんの意識は薄れていき、周囲は闇に包まれていった。

次に意識を取り戻したときは、病室のベッドの上だった。まず飛び込んできたのは、家族たちの心配そうに見つめる顔。呼びかけにこたえてうなずくと、驚きと喜びの声が上がった。あとで話を聞いてわかったことだが、山下さんは数日間、意識を失っていたのだという。医師からは「意識は戻らないかもしれないし、戻っても家族の顔すらわからないかもしれない」と言われていた。それほどの重症だったのだ。

山下さんが入院したのは、幸運にも、脳卒中のリハビリに対して積極的に取り組む病院だった。意識を取り戻してすぐ、山下さんを車イスに移し、座らせる練習が行われた。乱暴に聞こえるが、寝ている姿勢から座る体勢に移行するだけでも、血流の変化などで脳や体に大きな刺激が加わり、その後の改善に大きな差が出るといわれている。

こうした適切な処置が功を奏したのか、「一生、車イスかもしれない」と言われていた山下さんの状態は順調に回復していった。リハビリを始めておよそ1か月後、右手で杖をつきながらだが歩くことが可能になる。山下さんの親は、「見てください、私の息子が歩いている」と、涙を流して喜んだという。

しかし、左側の腕や手の動きは戻らなかった。左手はだらんと垂れ、山下さんによると「まるでコンクリートのように」ピクリとも動かなかった。

急性期のリハビリののち、山下さんは退院。その後は別の病院でリハビリに挑戦することになる。山下さんには、以前の仕事に戻りたいという思いがあった。そのためにも、左手の動きを多少なりとも取り戻したいと考えていた。

その数か月後、苦しいリハビリに耐え続けた山下さんにうれしい変化が起きる。まったく動かなかった山下さんの左手の指が、曲がるようになったのだ。山下さんも家族も大喜びをしたが、じつは皮肉なことに、この「改善」こそが新たなる苦しみの始まりだった。

曲がり始めた指が、今度は伸びなくなった。そう、「痙縮《けいしゅく》」と呼ばれる状態だ。

人間の腕や足の筋肉には、大きく分けて2種類の筋肉がある。「伸ばす」役割をする筋肉と「曲げる」役割をする筋肉だ。これらの筋肉は、一方が働いているときは一方はリラックスするようになっている。こうすることで、腕や足がさまざまな複雑な動きをできるようになる。

脳卒中が起きたあとでは、「曲げる」筋肉のほうが先に使えるようになりやすい。もちろん、曲げられればいろいろな物をつかめるようになるので、いいことなのだが、そうとは言い切れないケースもある。

伸ばす筋肉はまだ使えないため、自然と曲げる筋肉だけが酷使されるようになってしまう。そのうち、曲げる筋肉がどんどん緊張するようになり、リラックスすることができなくなってしまうことがあるのだ。

悪化すると、指が握った形で固まってしまい、まるで万力で押しつけているかのように開くことができなくなる。爪が手のひらに食い込み出血したり、関節や骨が変形をしてしまったりすることすらある。脳卒中のリハビリにとって、もっともやっかいな症状のひとつといえる。

山下さんの手は握りこぶしの形で固まり、動かなくなった。つらいのは、指を伸ばそうとがんばればがんばるほど、かえって指の緊張が高まってしまう場合が多いこと。

第3章を思い出してほしい。いちど脳卒中という「土砂崩れ」が起きた場合、狙った道に命令を送るのは脳にとって至難の業となり「混線」が起きやすくなる。指を伸ばす筋肉につながる神経回路に、必死に指令を送れば送ろうとするほど、かえって曲げる筋肉に命令を届けてしまうことも起きる危険がある。

当時、山下さんは医師からこう告げられたという。

「左手はムリですよ。左手は、あきらめてくださいね」

また、別のスタッフからは、こうも言われたという。

「(リハビリを)すればするほど、悪くなっていきますよね……」

もちろんこれらの言葉は、医療側も悪気があって言っているわけではないだろう。「必要以上の期待を持たせ、家族が失望しないように」「山下さんががんばりすぎることによって、痙縮がさらに悪化してしまわないように」などちゃんと理由があり、よかれと思って言ったことだとは思うが、山下さんと家族の絶望感は察して余りあるものがある。

当時の心境を、山下さんは語っている。

「なぜ、あのとき（脳卒中になったとき）に生き残ってしまったのか。あのとき、死んでしまえばよかった」

この山下さんのケースは珍しいものではない。今回の番組で私が取材したかぎりにおいて、山下さんのように痙縮によって手の機能を奪われてしまうケースがとても多い。重症の脳卒中患者の皆さんが共通して抱えている悩みだといってもいいかもしれない。

指が動くようになったことが、かえって悩みのもととなる……この事実は、私たちが当然なものとして受け止めている指や腕、足の動きがどれほど繊細なバランスで成り立っているかを物語っている。脳卒中のリハビリは、だからこそ難しい。

「がんばる」ことが必ずしもいい結果をもたらすとはかぎらないのだ。動かそうとしなければ改善は見込めないが、動かそうとすれば状況を悪化させてしまう危険性がある。まさに、八方ふさがり。こうした難しさがあるため、指をまったく伸ばせないほどの強い痙縮が起きてしまった場合、改善はかなり難しいというのが従来の常識だった。

医師から「改善は難しい」と告げられた山下さん。しかし新技術の登場にいちるの望みをかけ、毎日、新聞の科学面を切り抜くようになったという。そして5年間が経過したある朝のこと。山下さんは、ひとつの新聞記事を見つけた。「重度のマヒに効果が期待できる新技術が開発」。

記事には、慶應義塾大学の里宇《りう》明元教授を中心としたグループが開発を進めている「ＢＭＩを利用したリハビリ法」が紹介されていた。

山下さんは通院していた病院の医師を通じて慶應大学病院に紹介を受け、リハビリを受けることを希望した。このＢＭＩによるリハビリはいまだ開発途中でデータを集めている段階。そのためリハビリを受けるには、脳卒中が起きた脳内の場所や状態、経過した期間などさまざまな条件がある。しかし検査の結果、山下さんは条件をクリアしていると判断され、入院してリハビリを受けられることが決まった。

ＢＭＩ技術とは、前述のとおり「脳と機械をつなぐ技術」だ。しかし、そもそもなぜ、「脳と機械をつなぐこと」がリハビリと関係するのだろうか。それを知るために、まずはＢＭＩとは何なのか、どのように開発されたのか、という基礎知識についてお聞きいただきたい。

ＢＭＩ開発の源は、なんと１００年前にまでさかのぼる。はるか昔から、そしてもちろん現在も、脳は私たち人類にとって最大の謎であり、興味の対象だ。いったい脳は、どのような仕組みで働いているのか？　無数ともいえる神経細胞が織り成すネットワークの中では、どんな活動が行われているのだろうか？

20世紀の初めから半ばごろにかけて、その疑問に答えるための研究が急速に進歩した。

当時の研究法は、現在では考えることもできないような「荒っぽい」方法だった。たとえば、脳の病気の手術の際に頭蓋骨を切り開いて脳を露出させることがあるが、その際に脳に電極を刺し、位置をちょっとずつ移動させながら、「いま、どのへんに感覚がありますか?」と患者さんご本人に聞いていくなどだ。

対象になったご本人は、いったいどんな気持ちだったのだろう……とちょっと心配になってしまうが、この研究法は絶大な成果を上げた。

まず、脳はすべての場所が同じ働きをしているのではなく、場所によって担当を分けて働いていることが突き止められた。さらに、「どの部分が、どんな役割を持っているのか?」いわゆる「脳地図」と呼ばれるものを作ることに成功したのだ。

じつは現在の最新の脳科学も、この時代の研究に負うところが多い。未開の地を開拓するときに、まずは探検家が入って地図を作ることが最優先とされるように、地図はすべての基本となるものだからだ。脳地図をもとにすることで、研究者たちは脳の病気の原因を類推したり、複雑な働きのメカニズムを確認したりすることが可能になった。

しかしこの時代を過ぎたのち、脳研究は曲がり角を迎える。人権意識の高まりとともに、以前のような「荒っぽい」研究を行うことが難しくなった。代わりにネズミや犬、さらにはサルなど人間に近い脳を持つ動物を利用した研究が盛んに行われるようになったが、やはり人間と同じというわけにはいかなかった。

この状況を大きく変えたのが、脳を直接いじることなく活動を調べられる技術の発達だ。

第３章で紹介したＮＩＲＳ脳計測装置も、この技術のひとつ。さらには脳波計、脳磁計（ＭＥＧ）、機能的ＭＲＩ、ＰＥＴなど、さまざまな技術がここ数十年の間に次々と開発された。

これらは、脳の外から特殊な光や磁気を当てるなどの方法によって「ある行動をした場合に、脳のどの場所が活発に働いているのか」を調べることができる。この結果を、先ほどの脳地図と比較することによって、どんな神経細胞がいつどのように活動しているかなど、かなり詳細に推定することが可能になった。

このように技術が発展していくなかで、ついにBMI技術が生まれることになる。脳の活動を外部から知ることができるならば、それを利用して機械を動かすことも可能じゃないかという考えが研究者たちの間に広まり、開発が進められたのだ。

なお細かくいうと、BMI技術には「侵襲《しんしゅう》型」と「非侵襲型」がある。前者は、脳に直接電極などを刺して脳の活動を計測しようとするのに対し、後者は脳を傷つけないよう外から計測しようとする。日本においては、後者の「非侵襲型」の研究が盛んに行われている。

いま、BMI技術の開発は、難病の患者さんの支援などをおもな目的として進められているケースが多い。たとえば全身の筋肉が動かなくなってしまう難病（筋ジストロフィーやALS・筋萎縮《きんいしゅく》性側索《そくさく》硬化症）の患者さんが、頭で考えるだけで機械を操作できるようにすることなどだ。

しかし慶應大学の里宇教授を中心とした研究チームでは、この技術をさらに応用し、脳卒中のリハビリに使えないかと考えた。

さあ、ここからがこの章の核心となる。ＢＭＩ技術が、なぜ先ほどの「八方ふさがり」の状況を打開することにつながるのだろうか？

❋慶應大学の研究チームが実践する、驚きのリハビリ術

まず、第3章を思い出してほしい。川平法を例にとり、神経細胞のネットワークが使われれば使われるほど強化され、さらに使いやすくなる性質があると説明した。そこでも触れたとおり、この「ネットワークの強化」がうまく進むためには、ひとつの条件がある。

それは、「脳が〝ある行動をしろ〟と命令したときに、その行動が実現する」ということだ。逆にいうと、どれだけがんばって「〇〇したい」と思っても、その行動を実現できないかぎり、ネットワークはあまり強化されない。つまり、できるようにはならない。

ところが問題は、脳卒中のリハビリにおいては、「できないこと」を練習しなければならないということだ。

しかも山下さんのような重症の人の場合、先ほど説明したように、必死に練習することで症状がさらに悪化してしまう危険がある。

そこで慶應大学は考えた。この「脳が命令したときに、その行動が実現する」という条件を、ＢＭＩ技術の力で成立させてしまえばいいんじゃないか？

いったいどういうことなのか。慶應大学の研究チームが考え出したリハビリ法のシステムを、詳しく見てみよう。

システムは、大きく3つの部分で成り立っている。

まず、患者さんの頭に貼る電極。取り付けた場所の下にある「脳波」（脳が出す微弱な電気）を検出することができる。

そして、パソコン。特殊なソフトが入っており、検出した脳波を分析することができる。分析した結果はわかりやすい図になって画面上に表示され、患者さんがリハビリの際に自分の脳波の状態を確認できるようになっている。

最後が、手を載せる装置。通常の状態では、手を載せると、自然と指全体を下に下ろした状態になる。

手のひらを載せる板と指を載せる板は分かれていて、指を載せる板にはモーターが取り付けられている。モーターを動かすと、板が上にせり上がり、指を下ろした状態から、まっすぐに伸ばした状態にすることができるようになっている。これを、どう使うのか。

準備段階では、まず山下さんの頭に、脳波を検出するための電極が取り付けられる。場所は、右脳の運動野の中で、指の動きを担当している部分の上。要はこれからリハビリを行うことによって、働きを取り戻してほしい場所の上だ。

そして手を装置の上に置き、固定したあと、パソコンの画面を見るように言われる。パソコンには、上下が色分けされた画面が表示されている。

準備完了。リハビリが開始される。

山下さんが見ているパソコンの画面には、「(指を) 伸ばしてください」という指示が出る。それに従い、頭の中で

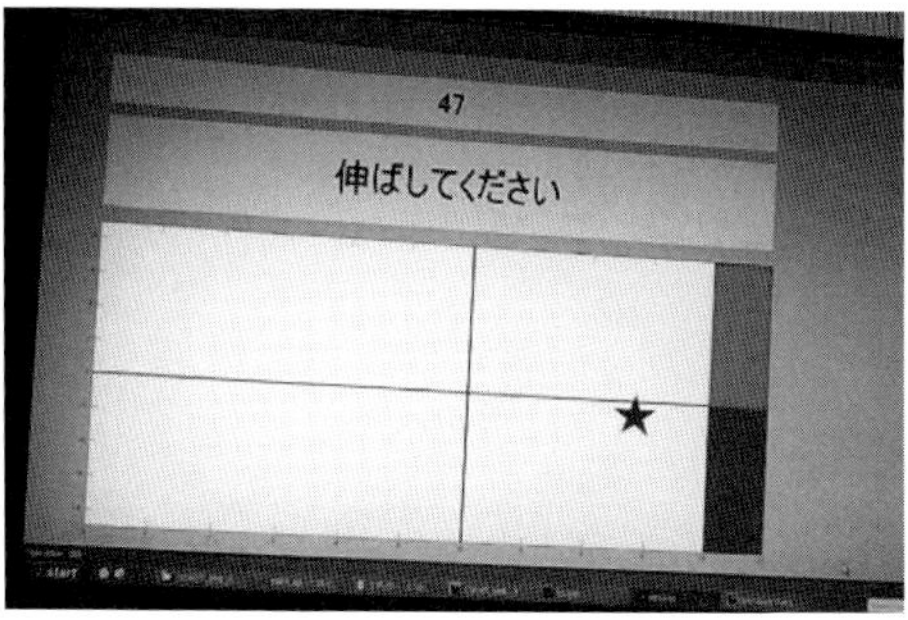

患者さんが見るパソコンの画面。画面左から星印が現れ、指示が出たところで指を伸ばすところをイメージ。検出した電気信号を分析し、指を伸ばすことを正しくイメージできていたら、星が下方に動いていく。

左手の指を伸ばしているところをイメージすると、山下さんの脳波に変化が起きる。

頭につけられた電極がその変化をキャッチしてパソコンに送り、分析が開始される。過去に行われた研究で、健康な人が指を伸ばそうとした場合に、脳波には特徴的な変化が表れることがわかっている。このデータと山下さんの脳波の変化を比較することで、山下さんの脳の中で「指を伸ばしているところがちゃんとイメージされているかどうか」を調べることができる。

画面には、山下さんの脳波の状態を示す星印が表示されているが、イメージが上手にできていれば、その星印が正常を示す領域（下方）へ移動していく。逆に、うまくイメージできていなければ、星は異常を示す領域（上方）へ移動していく。

星を下方の領域へ動かすことができると、その情報は左手につけた装具に送られ、モーターが作動する。その結果、山下さんの指が、モーターによって、伸ばされる。

以上が、一連の流れだ。

BMI技術を使ったリハビリの流れ

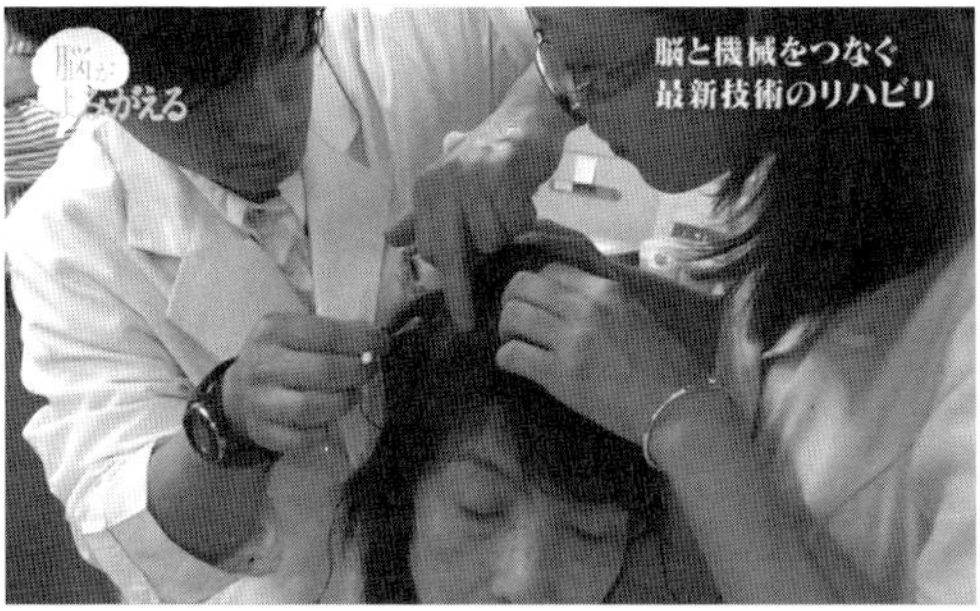

指の動きを担当している脳の部分の上に、電気信号を検出する電極を取り付ける。

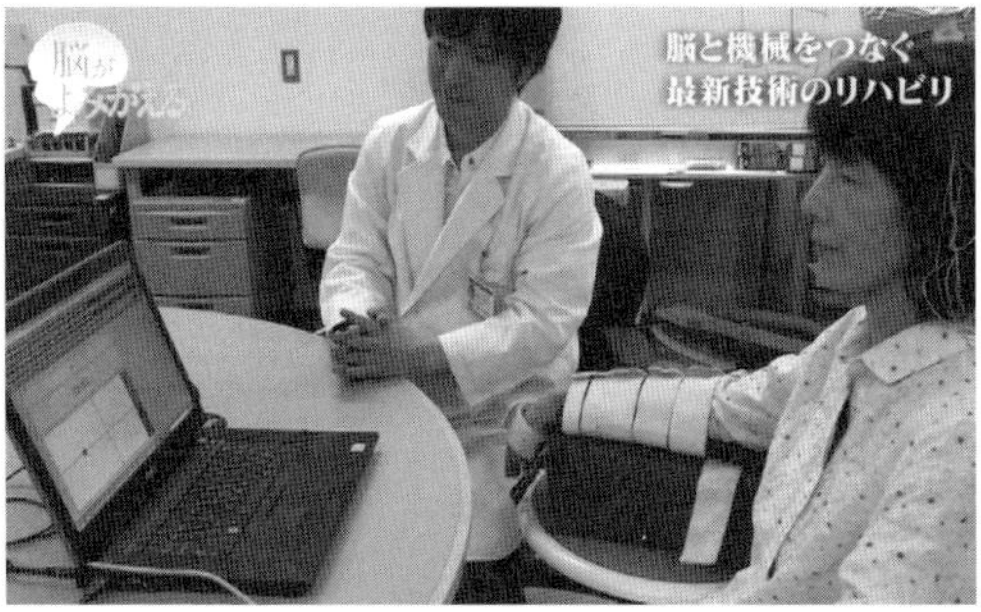

頭に電極を取り付けたあと、パソコン画面の前に座り、手を装置の上に置く。

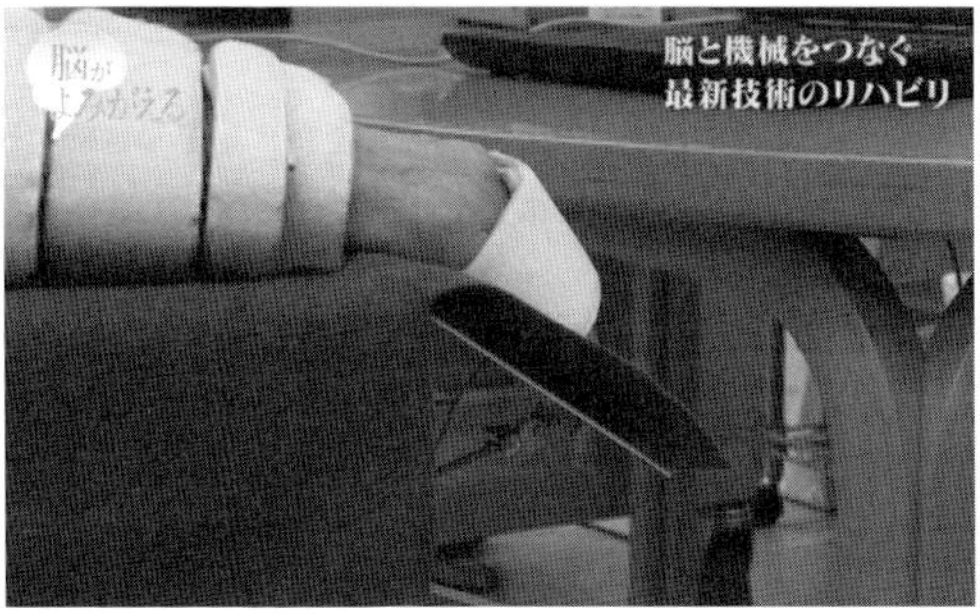

手を置くのは、正しいイメージができたときに指を伸ばすよう設計された装置。

❇機械に指を動かさせて、脳の神経を強化する！

ここまででわかるとおり、実際のところ山下さんはイメージしているだけで、指を自力で動かしてはいない。ところが脳が「正しく」がんばれたときには、モーターの働きによって、指は伸ばした状態に変化している。先ほどの条件、つまり「脳が指示した」ときに「その行動が実現する」という条件は満たされている！

つまり、脳が「伸ばそう」ときちんと指示を出せた結果として、「指が伸びた」という感覚がフィードバックされる。それを続けていくうちに、脳が正常な信号の出し方を再学習したり、脳から指につながる神経の「脇道」が強化される効果があるのではないかと期待されるのだ。

「本当に、そんなことできるの？」という気がしてしまうようなユニークな考え方で開発されたこのシステム。効果はあるのだろうか？

山下さんに対して、このBMIを利用したリハビリは2週間、1日に1時間行われた。当初、いくらがんばってイメージしても、星印はほとんど「正常」の領域へ移動しなかったという。６年近くもの間指を伸ばしていなかったため、脳が信号を出すやり方を忘れてしまっていたとみられた。

そこでスタッフからのアドバイスを参考に、山下さんは、脳卒中になる以前の印象的な経験を思い出すことにした。具体的には、地元の消防団で団員として訓練を受けていたときのこと。「気をつけ」の号令のもと、勢いよくぴんと指を伸ばしていた自分をイメージすることにした。すると、健康な人に近い脳波が出やすくなってきたという。星印が「正常」の領域に移動し、モーターで指が動く経験を、積み重ねられるようになってきた。

２週間後。山下さんに対して筋肉の状態を調べる検査が行われた。結果は、驚くべきものだった。

下の画像は、リハビリ後の山下さんの指を動かす筋肉を

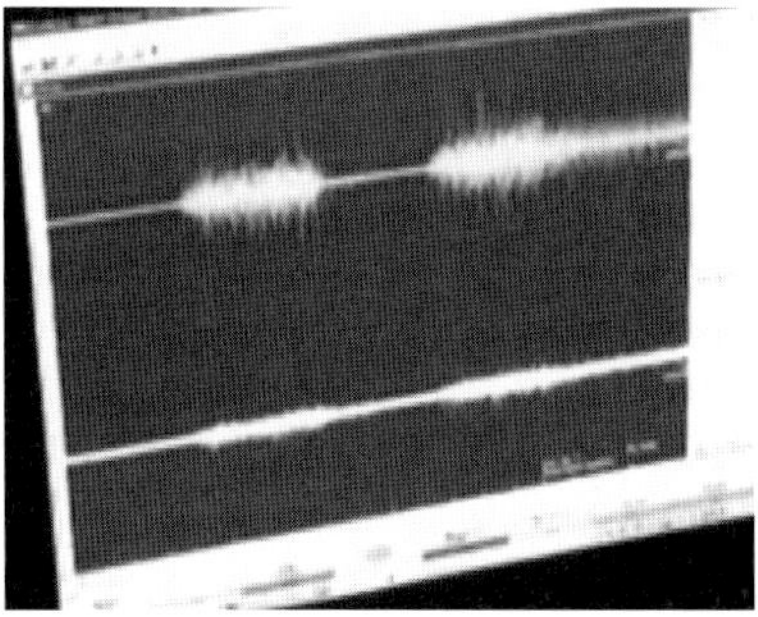

上の波形は、指を曲げる筋肉の筋電図、下の波形は、指を伸ばす筋肉。指を伸ばす筋肉に信号が伝わっていることがわかる。

検査した結果。上下に波形が2列ある。上の波形は、指を「曲げる」ために使われる筋肉を調べた結果だ。強いギザギザが計測され、指を曲げる筋肉が痙縮により、強く緊張していることがわかる。

しかし注目は下の波形。これは、指を「伸ばす」ための筋肉を調べた結果だ。指を曲げる筋肉が働いているとき、弱いながら、たしかに指を伸ばす筋肉にもギザギザが表れているのがわかるだろうか。つまり、指を伸ばすための筋肉に、脳の指令が届き始めているのだ。

このとき、山下さんの左手の指は、まだ自力で伸ばすことは難しかったものの、明らかな変化が生まれていた。手のひらに食い込むかと思うほど曲がり、健康な右手を使ってすら開くことが難しかった指の緊張がゆるんできたのだ。

BMIによるリハビリの結果、「伸ばす筋肉」に指令が届くようになっただけでなく、「曲げる筋肉」に関しても緊張を緩和する効果があったことがわかった。

❋日常生活がリハビリになる「HANDS」療法

ここまでのリハビリによって、山下さんの指を伸ばす筋肉には、脳からの指令が届き始めた。ところが、それだけでは指を動かすことはできない。筋肉を動かすためには、ある程度以上の強さの命令を筋肉に届けなければいけないのだが、いまだ指令が弱すぎ、筋肉をちゃんと動かすに至らないのだ。

そこで慶應大学の研究グループは、山下さんに対して、さらなる新技術を使ったリハビリを行うことを決めた。そのアイデアが、またすごい。弱い指令を、機械の力で強くしてしまおうというのだ。

このリハビリ法は、慶應大学医学部の藤原俊之講師が中心になって研究している療法で、「HANDS《ハンズ》」と呼ばれている。使うのは、黒いサポーター（装具）と、電極がついた「IVES《アイビス》」と呼ばれる機械（早稲田大学人間科学部・村岡慶裕准教授が開発）だ。

まず黒い装具をはめる。この装具は、痙縮した手を固定し筋肉の緊張をやわらげる効果がある。これによって、指を動かしやすくなる。そして機械の電極は、前腕部に取り付けられる。ここには、指を伸ばすために使われる筋肉がある。

この機械を装着して指を伸ばそうとすると、電極によって脳から筋肉に伝わった指令が電気信号として測定される。その信号はアンプの役割を持つ箱型をした機械によって瞬時に増

「HANDS」療法によるリハビリの様子

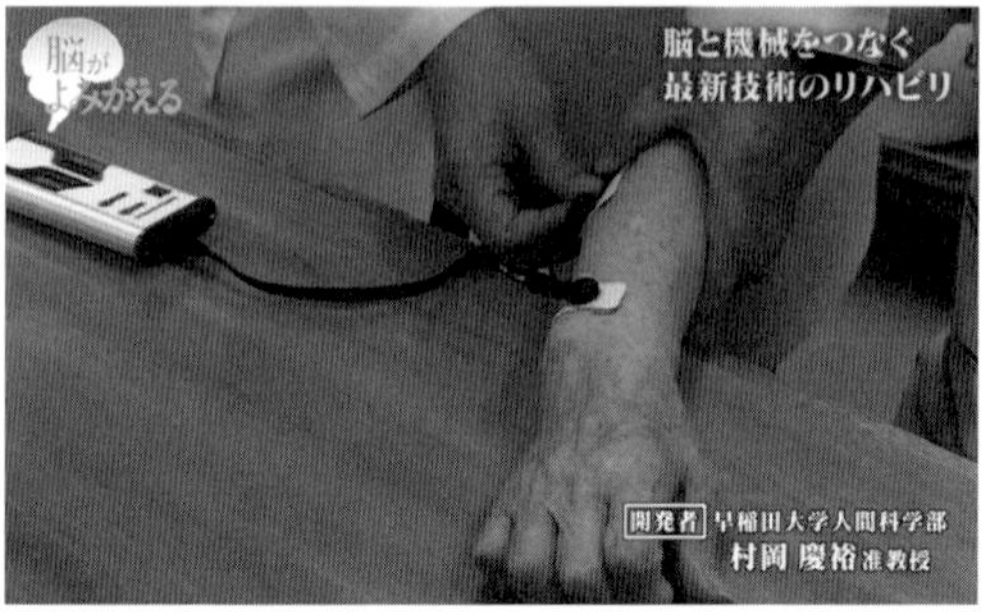

IVESから延びた電極を、指を伸ばすための筋肉がある部分に取り付ける。脳から来た指令を増幅し、筋肉に伝える。

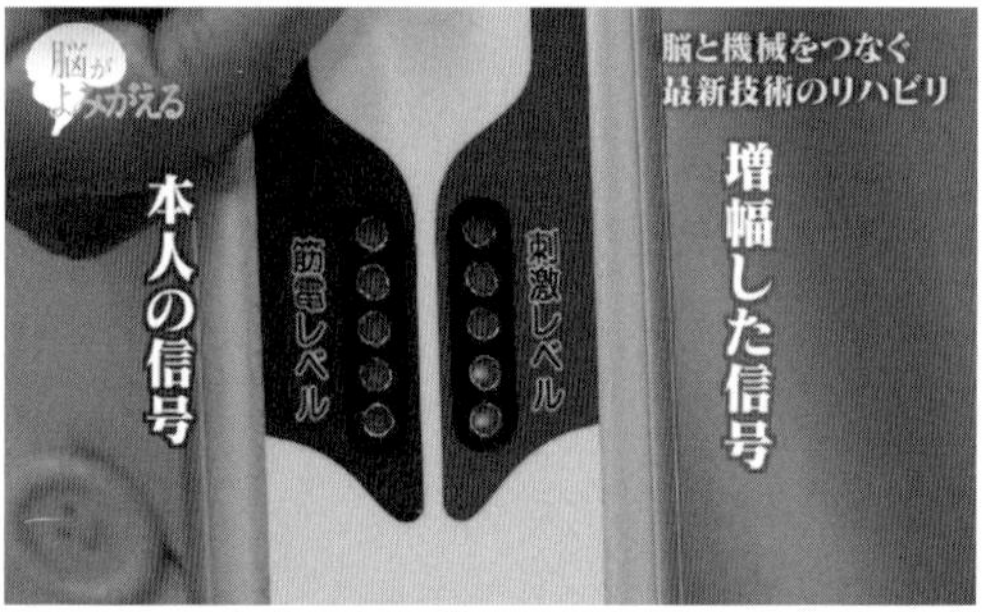

弱い信号も、機械の力で増幅。本人の筋電レベルと増幅した刺激レベルは、上腕部につけたIVESで確認できる。

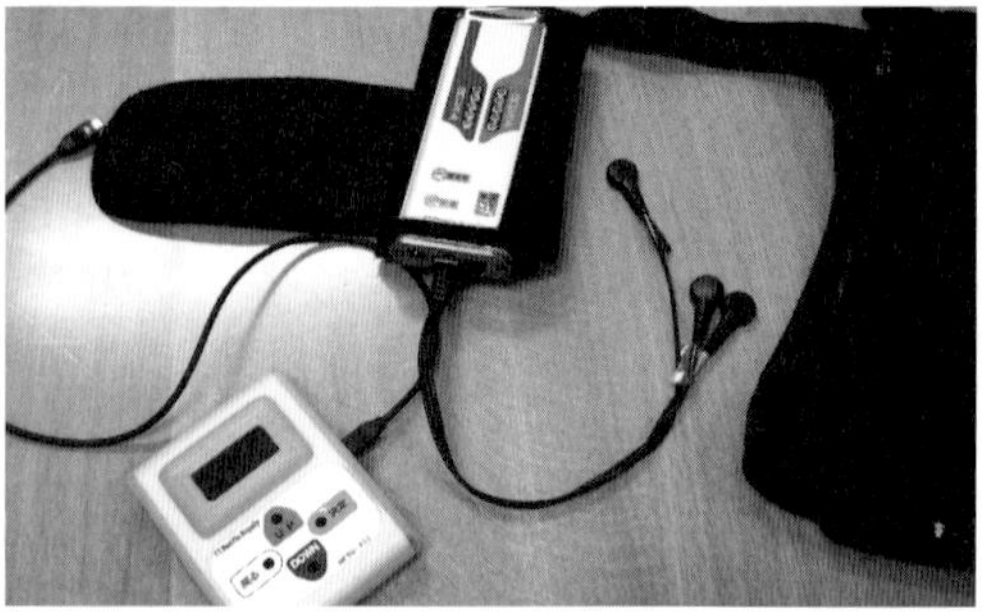

写真右側がマヒした手につける装具、中央が電極がついたIVES。IVESと装具を日中8時間着用しマヒした手の日常生活での使用を促す。

幅され、同じ電極を通じて指を伸ばす筋肉に戻される。こうして、弱い信号しか出せない人でも、指を動かしやすくなるのだ。

この機械のポイントは、軽いため携帯が可能で、ウエストポーチなどに入れてしまえば一日中つけ続けられることだ。先ほど紹介したとおり、神経のネットワークは「使えば使うほど」強くなる性質がある。

ＢＭＩは大きな機械と専門のオペレーターが必要なためリハビリできる時間が限られるが、この機械の場合はいちど設定さえしてもらえれば、あとは患者さんが自由に使うことができる。機械や装具を利用しながら、日常生活でマヒした手をできるだけ使うよう指導されることで、限られた時間しかリハビリしない場合に比べ高い効果が期待できるのだ。

入院期間を延長し、ＨＡＮＤＳ療法を受け始めた山下さん。10日ほどたったあと、うれしい変化が起きた。指を曲げる筋肉の緊張がかなりゆるみ、手を開いた状態にすることができるようになったため、ペットボトルを握ることができたのだ。

山下さんはその日のことを、こう語っている。

「6年ぶりにペットボトルを握っている自分の左手を見たときの気持ち。それは、この病気を経験した人間にしかわからないと思う。感動！　ひと言でいうと感動しましたよね」

物を握れるようになったことで、山下さんはその後の入院生活の間、できるだけ左手を使うようになった。薬の袋をハサミで切って開けるとき、左手の人差し指と親指を使って袋をつまむ。ゴミを捨てに行くとき、できるだけ左手でつかんで持っていく。

こうしたリハビリは、決してラクなものではなかっただろう。右手を使えばすぐにすんでしまうことを、わざわざままならない左手でやろうとするには、強い精神力が必要になる。しかし、「リハビリの方法はない」と言われたほどの重症だった左手が少しずつでも改善していく喜びと、家族や慶應大学のスタッフの励ましを力にして、山下さんは地道なリハビリを続けた。

5週間ほどのリハビリののち、山下さんは退院した。退院直前には、自力で左手の人差し指と親指を開き、物をつまめるようになった。わずかな動きだが、これができるだけで退院後の日常生活において自力でできることが段違いに増え、毎日の生活がとてもラクになる。たとえば、部屋のドアノブを、左手を使ってつかみドアを開けられるようになった。いままではドアを開けようとするたびに、杖をどこかに置いて右手を使わなければならなかったが、そうした手間が格段に減ったという。

まったく動かなかった左手の指のマヒを改善させることができた山下さん。いま、さらなるうれしい効果を感じている。山下さんは脳卒中を患ってから、歩行が不自由になったこともあって出歩く機会は減っていたが、それでも体力の低下を抑えるため、近所のレストランまで定期的に散歩するようにしていた。家からわずか１００ｍほどの距離だが、山下さんにとっては大変な距離であり、たどり着いたときにはいつも息が切れてしまっていた。

退院後、散歩を再開した山下さんは、不思議なことに気づく。レストランへ到着しても、まったく息が切れていない。ラクに歩けるようになっていたのだ。

入院中に歩行に関するリハビリも行われたため、その影響もあるのかもしれないと考えたが、山下さんがもっとも感じた変化は「歩きやすさ」だった。ずっと緊張していた左手の筋肉をリラックスさせることができるようになったため、歩くときのバランスをとりやすくなったという。

私たちは歩くとき、自然と手を振り、それでバランスをとることでラクに進むことができる。しかし痙縮により片方の手だけが強く緊張すると、バランスをとりづらくなる。その結果、歩くときの姿勢が悪くなり、ただ数百メートル歩くだけでも極端に体力を消耗することになってしまう。

山下さんは、新たな技術によるリハビリを進めることによって、手だけではなく歩きも含めた生活全体の「質」をかなり向上させることができたといえる。49歳という年齢を考えると、このことは山下さんの人生にとって、大きな意味を持つのは間違いない。

以前、山下さんが通院していた病院で「左手はあきらめてください」と言われたように、こうした重症の患者さんはリハビリをあきらめざるを得ないことが多かった。どうすればマヒが改善するかのメカニズムにわからない点が多く、また、無理なリハビリを行うと症状が悪化してしまうリスクもあったからだ。

しかしいま脳科学の研究が進み、以前はあきらめるしかなかった患者さんに対応した科学的な根拠のあるリハビリ方法が現れてきている。脳卒中の後遺症が重く、筋肉に指令がほとんど届いていない状態の人にはＢＭＩを、多少なりとも指令が届くようになればＨＡＮＤＳや川平法を……というようにリハビリ法を使い分けることで、まるで階段を一段一段上るよ

最新の治療法で、物がつまめるように！

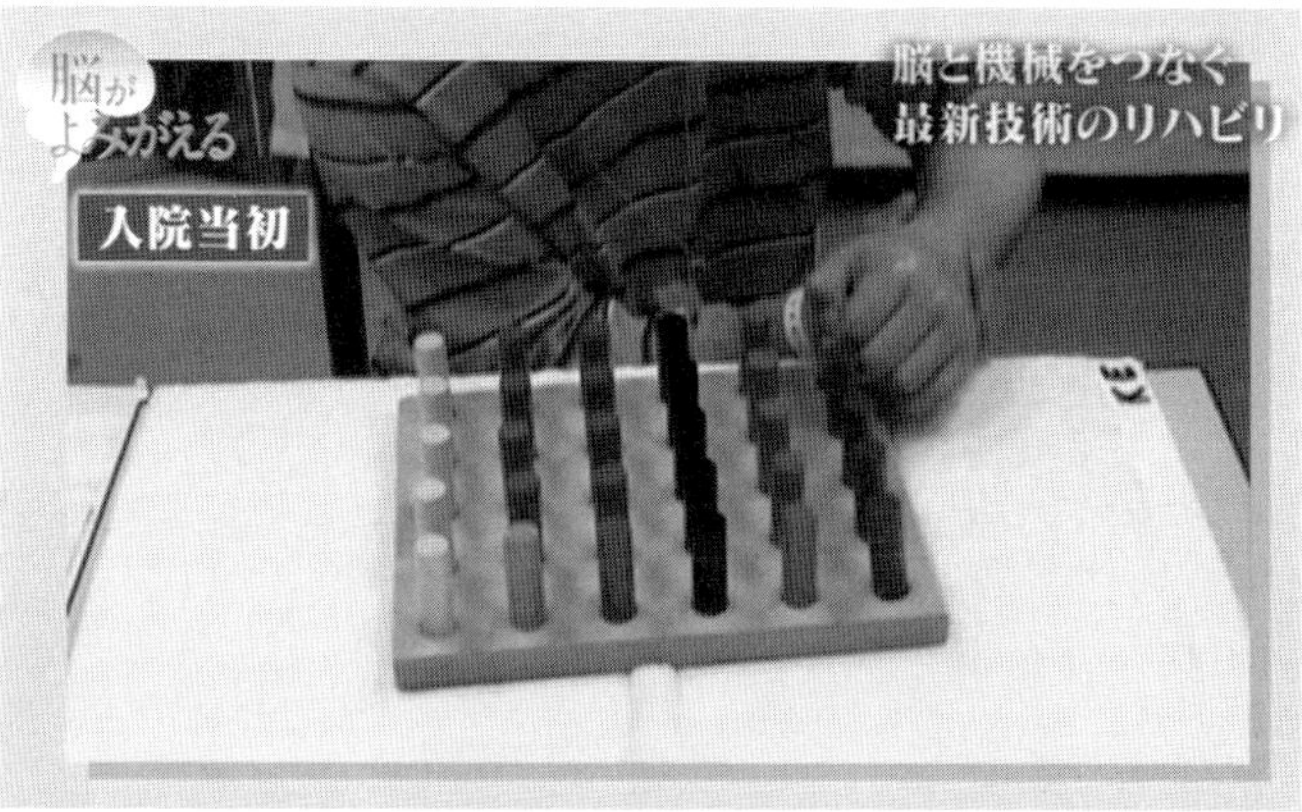

入院当初、手を開くことすらできなかった山下さん。リハビリ器具の棒をつまもうとしても、どうしてもつまめない。

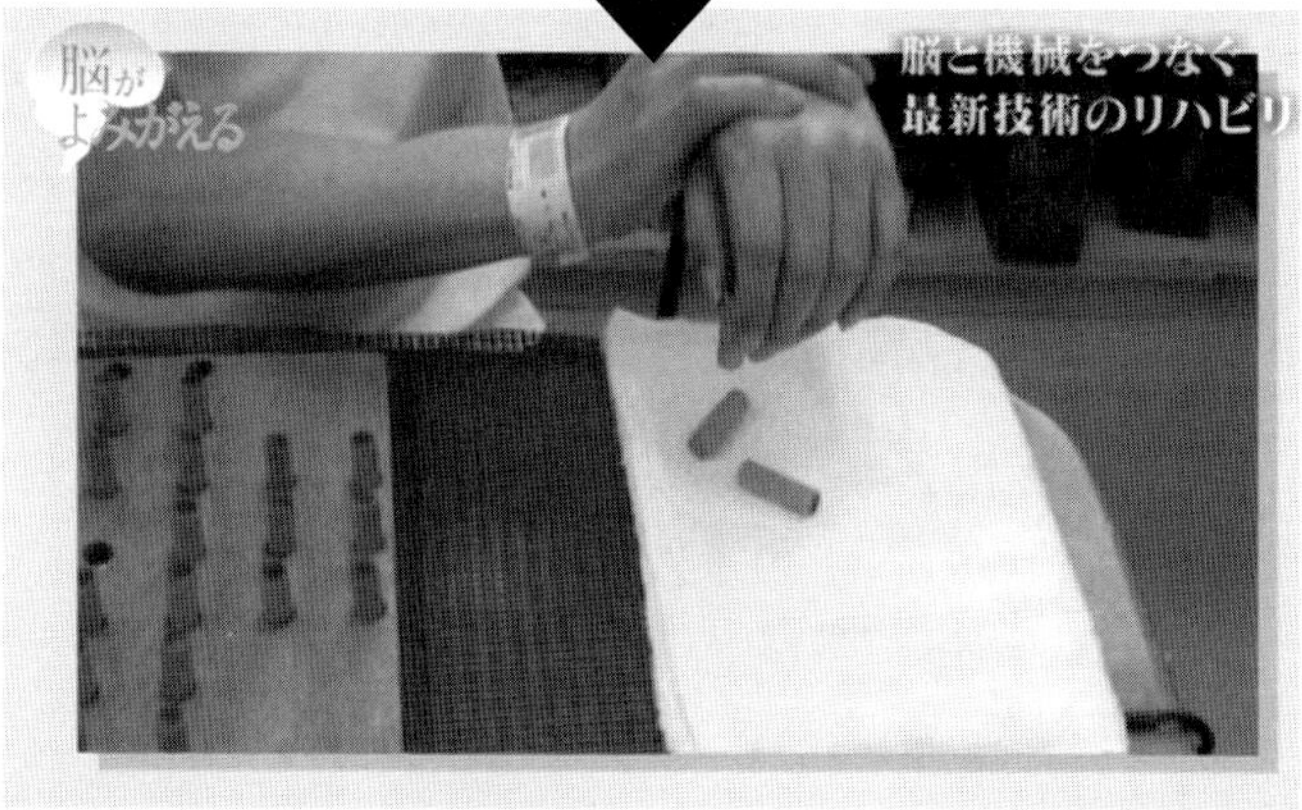

「BMI 技術」や、「HANDS」療法によるリハビリを受けたのち、退院直前には手を開いて物をつまみ、力を抜いて離すことができるようになった。

うに症状を改善していくことも可能になってきているのだ。

一つひとつのリハビリ法に、魔法のような劇的な効果があるわけではなくても、段階的にリハビリをこなしていくことで、結果として山下さんのように生活の質を大きく高めることができる。

慶應大学の研究グループを率いる里宇教授は、こうした「症状に応じた役割分担」という考え方を推し進めることによって、いままで光が当たってこなかった多くの患者さんがリハビリを受けられるようにしたいと考えている。ＢＭＩのリハビリを含め、こうした技術はその多くがいまだ研究途上の段階だ。しかし今後、研究が進み、どんな患者さんでも受けられるようになる日がくることが期待される。

いま山下さんは、毎日左手の筋トレと、足のストレッチ体操を続けている。自宅の中を歩き回る自主トレーニングも、一日も欠かしたことはない。体調が悪いときなど休んでしまいたいと思うこともあるけれど、そのたびに自分を絶望から救い出してくれたスタッフの顔を思い出して気持ちを奮い立たせるのだという。

いまの夢は、さらに体力をつけ、以前やっていた仕事に復帰することだ。

「病気によって〝死ねばよかった〟といじけた気持ちになっていた自分。それを救ってくれた技術の進歩と、スタッフには本当に感謝している。

以前は、人前で病気のことを話すなんてとんでもないと思っていたけれど、いまは、自分でもこんなに前向きになれたんだということを、多くの人に知ってほしい」

第４章の
ポイント
POINT!

脳の命令を機械がとらえ、
手に伝える！　弱い命令でも、
増幅してリハビリ可能に！
これらが神経ネットワークの
強化を助ける！

- 患者さんが「自分で意図した結果、手足を動かせた」という経験を積めば積むほど、改善のスピードは速まる。脳の活動を読みとって、それを機械で実現するＢＭＩを利用した新技術の開発が進んでいる。
- 脳の命令を増幅する機械や特殊な装具を組み合わせた「ＨＡＮＤＳ」というリハビリ法も現れている。日常生活のなかで「手を動かせた」という経験を積むチャンスが増える。

第5章
脳の回復が加速する「魔法の言葉」

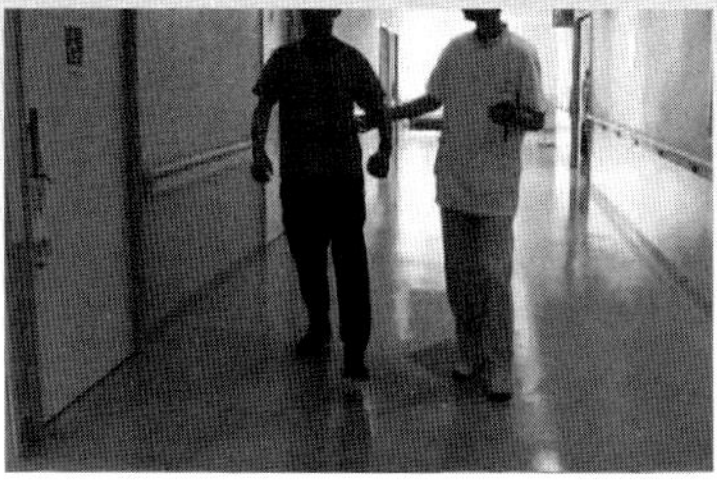

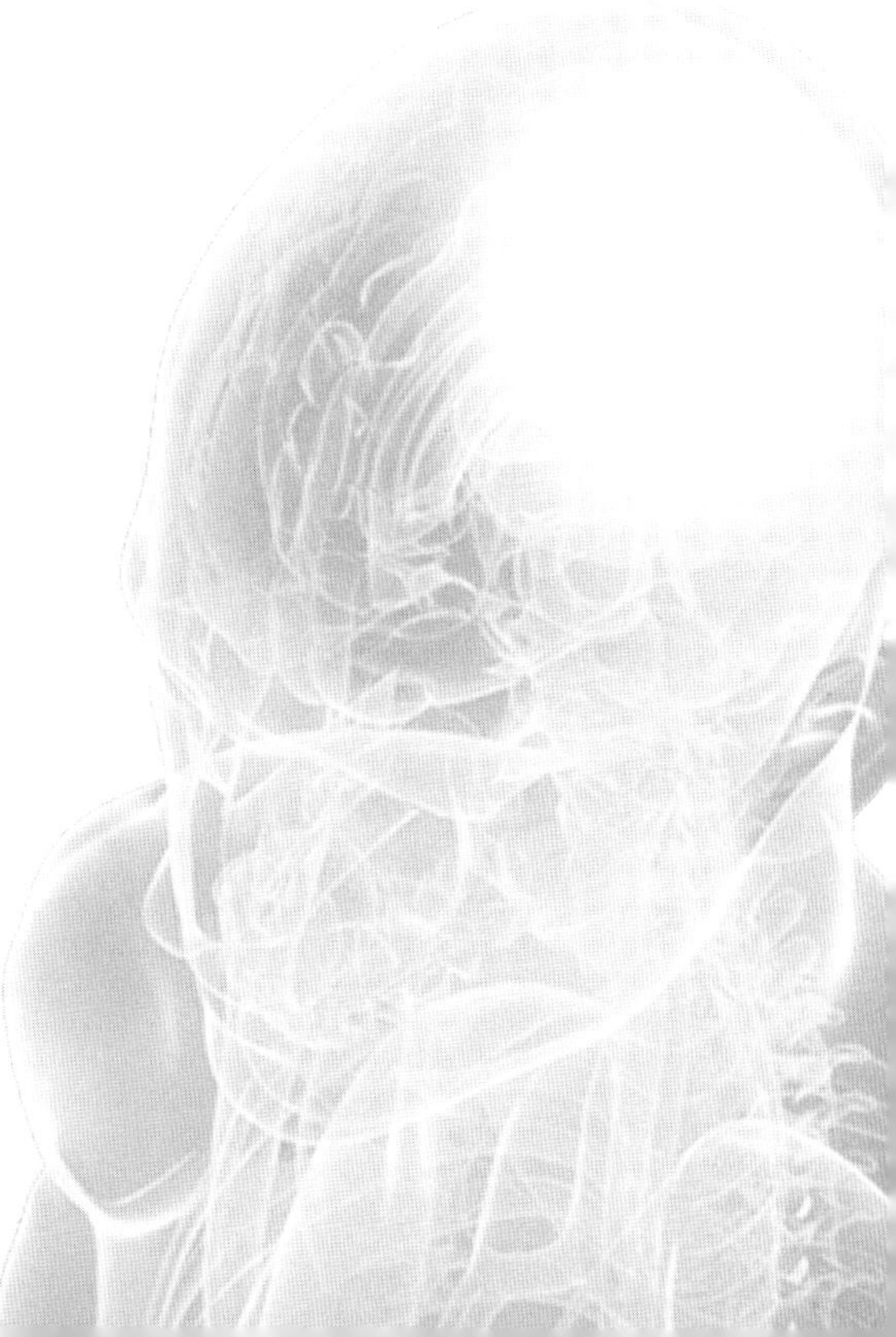

❉国際共同研究でわかった、驚くべき効果

「こんなによくなるはずがない！

実験の結果が明らかになったとき、私は自分の目を疑いました。データに誤りがあるのではと思い、集計を担当したセクションに確認したほどです。

しかし結果は、間違っていませんでした。患者さんは、たしかに改善していたのです」

アメリカの名門大学の一室。私たち番組スタッフは、いま脳卒中リハビリの分野でもっとも権威のある研究者の一人といわれる医師に、インタビューを試みた。冒頭に記した彼のコメントは自らの最新の研究結果に関するもの。「ある方法」に、脳卒中のリハビリの効果を高める驚くべき作用があることを見出したというのだ。その方法とは、実にシンプル。

「ほめること」ただ、それだけだ。

去年、アメリカや日本、さらにはドイツ、韓国、インドなど、7か国が共同で行った大規

模研究の結果が発表された。患者さん１８０人余りを調べた結果、「歩くリハビリを行ったあとに〝ほめられた〟患者さんは、ほめられなかった患者さんより歩くスピードが25％以上速くなった」という結果が出たのだ。

そう聞くと、拍子抜けするかもしれない。「なんだ、ほめればよくなるなんて、当然じゃないか……」と感じたかもしれない。しかし驚くべきは、その効果の高さだ。

比較のため例をあげると、去年、アメリカ国立衛生研究所が中心となり、１３００万ドル（約10億円）もの費用をかけた大プロジェクトの結果が公表された。脳卒中により歩行が難しくなった患者さんに対し、最新のリハビリ器具を利用したトレーニングを実施。どのくらい改善するかを調べたのだ。

なお、その「リハビリ器具」とは、自分の足では体重を支えることができない患者さんの体をベルトでつるして支え、ジムなどにあるトレッドミル（ランニングマシン）の上で歩いてもらうというものだ。

その結果、患者さんの歩行スピードの改善はというと……なんと、ただ「ほめること」によって得られた成果と、ほとんど変わらなかったという！（なお、実験の対象となる患者さんの条件などが違うため、一概に比較はできない）

これはもはや、「ほめられたからやる気になって、よくなった」というだけの話ではない可能性がある。ほめるという周囲からの働きかけは、私たちがふだんイメージする以上に脳にいい影響をもたらすメカニズムを持っているのかもしれない。

そこで今回、私たちはこの「ほめる」ということが、脳にとってどんな変化を与えるのかについて取材を行った。その結果、次のようなことが明らかになってきた。

・「ほめる」ことはたしかに、脳に対してよい影響を与える可能性がある。

・ただし、のべつまくなしにほめればいいわけではない。いくつかのポイントを押さえてほめたときに、効果は最大限に発揮される。

取材の結果感じたのは、「ほめる」という誰にでもできる働きかけが上手に行われさえすれば、これまで紹介してきたさまざまな最新の取り組みに劣らないほどの影響を、脳に与えることができるということだ。

今回の情報は、単に脳卒中のことにとどまらず、日常生活で行う、さまざまなことの効果をより高めるうえでも意味があるのではないかと感じている。一見、当たり前のようでいてじつはけっこう深い今回のお話、ぜひお付き合いいただきたい。

話は、この章の冒頭のインタビューの数時間前にさかのぼる。２０１１年5月、抜けるような青空のもと、私たち取材スタッフはアメリカ・カリフォルニア州ロサンゼルスの中心街で車を走らせていた。目指すはカリフォルニア大学ロサンゼルス校。ＵＣＬＡという略称のほうがよく知られているかもしれない。全米でも1～2を争う規模を持つ、いわゆる「名門」として世界中に知られた大学だ。

交差点を抜けると、巨大な建物がいくつも目の前にそびえたった。広大なキャンパスは、小さな町ほどの規模があり、カフェテリアやショップはもちろん、専用の警察署まで存在している。しかし驚いたことに、ここは「医学部」だけのキャンパスなのだという。

日本とは比べものにならない規模の施設の中で、世界最先端の研究が行われている。

私たちはここＵＣＬＡで、いまのリハビリ界をリードする一人の研究者をインタビューすることになっていた。

ブルース・ドブキン教授。ＵＣＬＡの医学部神経リハビリテーション科の教授であり、「神経リハビリ」という分野の国際学会の会長を務めたこともある重鎮だ。

広報担当者に案内されて入った彼のオフィスは、6畳ほどの広さ。入ってみると、思いのほか狭い。しかし本棚にはタイム誌が選ぶ「脳卒中の名医１００人」に彼が選ばれたときの特集号などがあり、やはり、一流の科学者のオフィスなのだと感じさせられた。

少し待ち時間があって、ドブキン氏が現れた。身長１７０㎝ほど、アメリカ人としては小柄・やせ形だが、面持ちは鋭く、知性的。しかし笑ったときの目元には、いたずらっぽい子どものようなチャーミングさも感じさせられた。

多忙な彼が私たちに割いてくれた時間は、きっかり50分。さっそくインタビューを始めることにした。


私が知りたかったのは、彼がなぜ、わざわざ国際共同研究という形までとって「ほめること」の効果を調べようとしたかということだった。世界各国の研究者が協力して取り組むほどの何かが、そこには隠されているのだろうか？


まず、この研究を行おうと思ったきっかけについて聞いてみると、意外な答えが返ってきた。そもそもこの研究の主な目的は、ほめることの効果を調べることでは「なかった」のだという。教授の狙いはむしろ、リハビリの世界で「国際共同研究」ができるかどうかを試してみたいということにあった。

国際共同研究とは読んで字のごとく、いろいろな国の研究機関が協力してひとつの研究を行うこと。実験に協力してもらう被験者の人数を集めやすいなどのメリットがあり、新しく開発された薬の効果を調べる研究などでは盛んに行われている。しかしリハビリの世界では、ほとんど行われてこなかった。

というのも、薬を使う治療は世界でだいたい同じ方法で行われていることが多いが、脳卒中のリハビリは国ごとにかなり異なった方法で行われている。たとえばリハビリのために使う機械でいうと、アメリカや日本では前述したトレッドミルなど高い機械を使うような方法も普及してきているが、ほとんど使っていない国もあるなど、ばらつきが大きい。

もし国際共同研究を行おうとすると、条件を合わせるためにこうしたばらつきをなくさなければならない。たとえば高価な機器を持っていない研究施設に、それを買ってあげなければならないかもしれない。時間も、費用も莫大なものがかかってしまう。

そこでドブキン教授は、世界中の人が誰でもできて、しかもお金がかからないことをテーマにすることによって、リハビリの世界でも国際共同研究ができることを示せないかと考えた。その末に思いついたテーマが、「ほめる」ことだったたという。リハビリの世界では以前から、ほめると効果が高まるといわれていたが、それを確かめた研究はほとんどなかったこともあり、学術的な意味も期待できたからだ。しかしドブキン教授は、ほめることの改善効果自体にそれほど期待していたわけではなかった。「少しでも効果が出たらもうけもの」くらいの考えだったのかもしれない。

❊「ほめる」だけで、予想を超えた改善効果が！

研究が開始されたのは5年前、2006年のこと。ドブキン教授は世界中の研究者に声をかけ、協力をつのった。どんな研究者でも参加しやすくするため、条件はできるだけシンプルなものにした。

脳卒中の患者さんが受けているリハビリのなかに、毎日10m、そこまで歩けない場合は、可能な距離を歩く練習を組み込む。

このとき、患者さんは2つのグループに分けられる。ひとつのグループはただ練習し、終わったら「お疲れ様でした」などと言われて終了。

もうひとつのグループは、スタッフが10m歩くのにかかった時間を測る。そして、歩き終わったらすかさず、「よくできました！　今日は○秒でした」とほめる。その後、もし結果が前日より少しでも速くなっていれば、さらにほめ続ける。「昨日より3秒、速くなっていますよ」。

もしも記録が変わっていなかったり、前日より遅くなってしまっていたとしても、「ちゃんと維持できていますね」「すぐにもっと速く歩けるようになるはずです」など、とにかく前向きにリハビリできるような言葉を投げかける。

２グループの違いは、これだけ。ポイントは、ほかのリハビリの内容や練習の時間はまったく変わりないように決められているということだ。

患者さんがほめられてやる気を出し、長く練習しようとしても、それは許されない。もちろん病室などスタッフの目の届かないところで自主練習した場合は確認することは難しいが、単純な「やる気」の有無だけで差が出ないように工夫されていることがわかる。

昨日より今日がどれだけできたかを教えてもらえば、たしかに「やる気」が高まるだろうということは容易に想像できる。しかし練習の時間が変わらないならば、それほど効果が出るとは思いにくい。実際ドブキン教授も、効果はあってもわずかだろうと考えていた。しかし、結果は想像を超えるものだった。

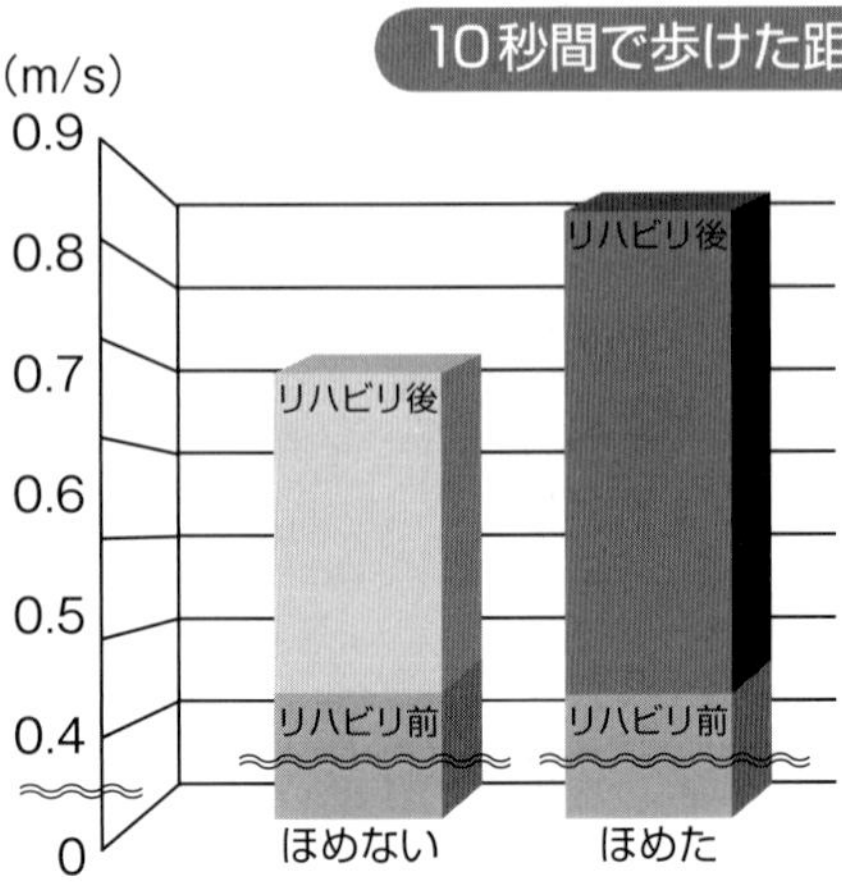

Dobkin et al.(2010)

10秒間に歩ける距離を毎日測った。測ったあとで具体的にほめたグループは、ほめなかったグループよりも、歩く速度が25％以上速くなった。

上のグラフで見てわかるとおり、ほめられた人の歩行スピードが25％以上速くなっていることがわかる。リハビリを行う前と後の差（改善度）を調べてみると、ほめられなかったグループが10秒間で2・6ｍ長く歩けるようになったのに対し、ほめられたグループは4・6ｍ。改善効果はおよそ1・8倍にのぼった。

歩く速度は、日常生活の質に大きく関係する。トイレ、台所、行きたいところに少しでも早く行けるだけでも大きいことだが、たとえば横断歩道を信号が変わらないうちに渡れるかどうかなど、生活の質に直接関わってくる。

その重要な部分に、これほどの改善があるとは。ドブキン教授が驚いたのは当然だった。

ドブキン教授はこの結果について、次のように語っている。

「私たちの脳には、〝報われる〟ということに反応する特別なシステムがあります。今回の研究で、私たちは〝ほめる〟というシンプルな方法により、このシステムを上手に刺激することに成功しました。それにより、大きな改善を得られたと考えています」

「脳の中にある特別なシステム」とはどのような働きをしているのだろうか？　さらに取材を進めた結果、興味深いことがわかった。脳の活動を調べられる機械を利用し、そのシステムについて調べた研究者たちがいるらしい。

ＵＣＬＡと同じロサンゼルスにある、カリフォルニア工科大学。工科大学という名前がついているものの、脳科学の研究でも世界に名の知られた大学だ。そこで研究を行ったグループの一人に、日本人がいた。

下條信輔教授。多彩なアイデアで人間の心や発達のメカニズムを解き明かす実験を次々と行う、注目の研究者だ。東京大学で研究をしたのち、カリフォルニア工科大学に教授として迎えられ、いまはアメリカを拠点に研究活動を行っている。

下條教授たちが研究を行ったきっかけのひとつは、あるユニークな疑問だ。

「実際に手を動かさなくても、手を動かそうと思うだけで、上手に動かせるようになるのだろうか?」

これは聞かれてみると、意外に答えに詰まる疑問かもしれない。なる気もするし、やはり実際に手を動かさないと、効果はないのではないかとも思える。

そこで下條教授は、面白い研究スタイルを考えた。

「皆さんご存じでしょうけれども、ネズミに、レバーを押すとエサを与えるということを繰り返しているとレバー押しの頻度が高まるわけですよね。それと同じような考え方で、手を動かすところをイメージしているときの脳の活動を計測して、うまくイメージできたら報酬を与えることによって本人にフィードバックするということを繰り返すと、脳の中でどんなことが起きるかを調べたんです」

❊脳はほめられることで、自らの構造を変えていく

下條教授は大学の共同研究者たちとともに、機能的MRIという機械を使って実験を行うことにした。強い磁気を当てることによって、何かを考えたり、行動をしたりしているときに、脳のどの部分が活動しているかを調べることができる。

被験者は、まず、手か足のどちらかを動かしているところをイメージするように言われた。たとえばテニスが趣味の人なら、自分がラケットを振っているところをイメージしてもらう。自転車が好きな人なら、自転車のペダルをこいでいるところをイメージしてもらう。そのときの脳の活動を、機能的ＭＲＩで読み取る。

そして、手の場合であれば手を動かすところをイメージしたときに、本来、手を動かすときに使う脳の部分が活性化していれば画面に１ドル札の写真が現れ、「あなたは１ドルを獲得しました」と表示される。一方、イメージがうまくできず、上手に手を動かす部分を活性化できなければ１ドル札がばらばらになった画像が現れ「あなたは１ドルを獲得できませんでした」と表示される。ちなみに、獲得したお金は実験後、実際にもらうことができる。だからこそ被験者は、必死でイメージに取り組むことになった。

こうして、何度か訓練をしてから手の動きを検査する。具体的には、音が鳴ってから手を動かすまでにかかる反応時間を調べた。すると驚いたことに、訓練によって反応時間はたしかに速くなっていた。さらに、こんどは足の動きを上手にイメージできたときに報酬をもらえるようにすると、足の反応速度も上がった。つまり、「考えるだけでも動きをよくすることは、可能」だということだった。

「簡単にいうと、脳は、もしある行動をとるといいことがあるということがわかると、その行動をとりやすいように自分を変えていくという、そういうやわらかさというのですかね、そういうことを持っているということがわかったということです。ですから逆に、それを利用して脳の機能や行動を改善しようと、そういうアプローチも可能になるのではないか、ということがいえます」（下條教授）

しかしこの結果は、意外なものでもある。先ほど3〜4章で繰り返し述べたように、神経ネットワークは、自分で意図した行動が「できた」という経験を積むことによって強化されるのではなかったのだろうか？　「考える」だけで手の動きがよくなったという結果は、一見いままでの内容と矛盾するように感じる。

下條教授は脳の「報酬系」と呼ばれているシステムに注目している。わかりやすくその役割を説明すれば、「何らかの欲求が満たされたときに活性化し、その個体に〝気持ちいい〟感覚を与えること」。

たとえばノドが渇いて渇いて仕方がないときに冷たい水を飲むと、頭の中を〝気持ちいい！〟感覚が駆け巡る。このとき、報酬系システムが活性化し、「ドーパミン」という物質を放出しているとされる。このドーパミンが、いわゆる「快感」を生み出すもとになっていると考えられているのだ。

報酬系は、「やる気の中枢」と呼ばれることも多い。

つらい仕事でも、「これさえ終われば、ビールを飲める！」と思うとやる気が生まれる。また「勉強は大変だけれど、資格を取れば将来が開ける！」と思うことによってがんばれることもある。

じつは、こうして未来の報酬を期待し、予測するだけでも報酬系が働き、ドーパミンを放出すると考えられている。苦しい障害を乗り越えるための「やる気」、それを生み出す際に重要な働きをしているということだ。

しかし最近、報酬系はこうした「やる気」とか「快感」を生み出すことだけでなく、脳の構造そのものに大きな影響を与えているのではないか、ということがいわれるようになってきた。

さて、ここで下條教授の実験を思い出してほしい。「手を使うことを上手にイメージ」するとお金という報酬が与えられた人の脳内では、報酬系が活性化していたと考えられる。

下條教授は被験者の脳を調べ、訓練を行う前と比べてどこが活性化しているかを調べてみることにした。

下の画像が結果。右の画像の丸で囲んだ部分が、訓練前と比べて活性化した部分だ。この部分は、手を動かすときに使われる部分だといわれている。これは、訓練前と比べて手の反応時間が速くなっているという結果と一致する。しかしさらに調べてみると、面白いことが判明した。脳の活性が、逆に落ちているところがあったのだ。左の画像の丸で囲んだ部分が、その、脳の活性が落ちていた部分だ。ここは足を動かす部分と考えられている。

なお、足の動きに対して報酬を与えるようにした場合、こんどは足の領域が活性化し、手の領域の活性は落ちた。これは、何を示しているのだろうか?

「手の活動が必要なとき、そして足の領域の活動が必要なとき、それぞれに応じて脳が必要な場所の活動だ

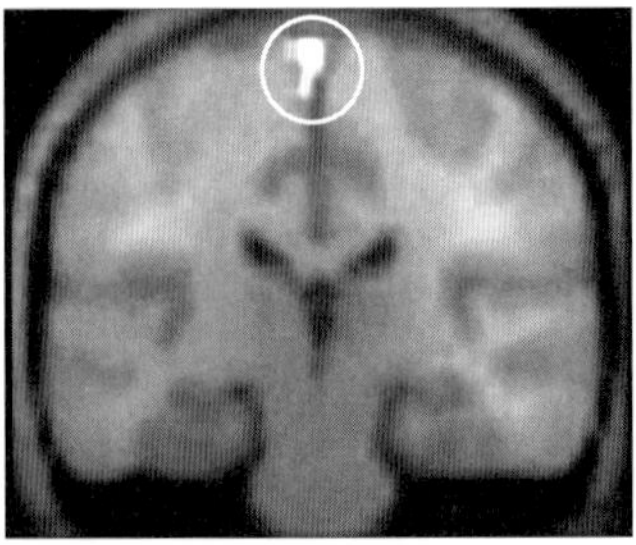
訓練前より活性が落ちた部分。
足を動かす箇所。

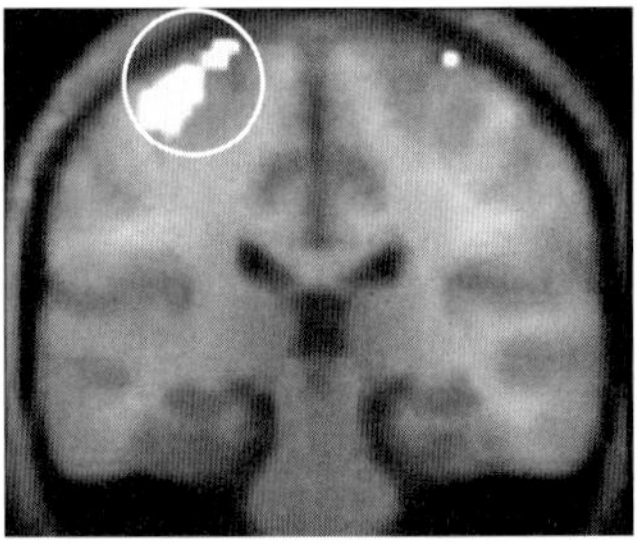
訓練前と比べて活性化した部分。
手を動かす箇所。

Bray et al.(2007)

けを上げて、そして、その周辺の関係ない場所の活動はむしろ抑制することによっていい結果を得ている、つまり報酬を得るように振る舞っている。脳がそういう振る舞いをすることを学習した、学んだということが、この結果からわかるわけです」

この結果は、重要なことを示している。つまり報酬系は、

①「快感」や「やる気」を生み出す
②報酬が得られやすいように脳の構造自体を変える

という2つの働きを持っているということだ。

さらに最近の研究で、ドーパミンは第2章で紹介した「可塑《かそ》性」に大きく関わっていることがわかってきた。簡単に言えば、ドーパミンを得るように脳は自らの構造を変えていくということだ。

昔から「ほめて伸ばす」ということがいわれるが、この結果はその考え方があながち間違っていないことを示している。脳は、ほめられるという報酬を得られるように自らを変えてゆく。ということは、客観的に見て本人のためになることをしたときにほめれば、その行動を自然とするように脳が変わっていくということが考えられる。

❋プロたちが教える、効果を高める「ほめ方」

第3章で述べたように、脳卒中が起きたあと、脳はいわば「若返る」ことがわかってきた。つまり自らの傷をいやすために、神経細胞が可塑性を高めるよう活性化し、ネットワークが強化されやすい状態になっていると考えられる。だからこそこの時期に上手に「ほめて」あげれば、より望ましい方向にリハビリの効果を高められるということになる。ドブキン教授の国際研究で得られた大きな効果、それは脳科学の面から見ても納得できるものだった、といえる。

リハビリ法の進歩によって、いままで「打つ手なし」とされる患者さんにも改善が見込めるようになってきたことを紹介してきた。しかしこれらの方法は、いまだ全国で受けられるわけではないし、すべての患者さんに適応できるものでもない。最新技術によるリハビリを希望しても、自宅から遠く離れた場所で入院しなければならないケースや、予約で半年から数年待ちということもある。

しかし、この「上手にほめる」ということは、医療機関ではもちろん、自宅でリハビリを行う際に家族がすることも可能だ。さらにうれしいことに、お金がかからないし、することによって患者さんご本人の「やる気」を高めることもできる。効果は高いがコストも高く、かつ対象が限られる最新技術だけではなく、こうした地味ではあるけれど大切な「周囲からの関わり」が加わることで、リハビリの効果を本質的に高めることができるのだろう。

そこでここからは、「どんなものが〝よい〟ほめ方なのか」ということについてご紹介したい。今回の取材でお話を伺った日米の専門家に、「ほめる」うえでどのようなことに気をつけたらよいのかについて聞いてみた。

まず、ＵＣＬＡのドブキン教授。

「上手にほめるということは、プロの治療者にとってもじつは難しいことなのです。治療者はいろいろなことを言います。〝バランスがよくなりました〟〝筋肉が強くなりましたね〟〝動きがなめらかですね〟。これは重要なことですが、しかし、患者にとって理解しにくく、しかも人によって違うことを言われることによって、混乱するということにもつながりかねません。

私たちはほめるポイントとして〝具体的であること〟が重要だと考えています。たとえば私たちの実験では、〝歩く速度〟ということに注目しました。10mを何秒で歩けるか、ということは誰にでも理解できることです。しかも、計測する人が違っても変わることはあり得ません。こうした明確な基準を持ち、その変化をもとにほめる、ということが重要です」

ただし家庭で行うということを考えると、10mの歩行速度を調べるということはなかなか難しいのかもしれない。ドブキン教授はたとえば「部屋を横切って歩ける?」「信号が変わる前に横断歩道を渡れる?」など生活のなかで必要な動作に関する具体的な目標を作り、その達成度に応じてほめていく、ということを勧めている。

続いて取材したのは、大阪にある森之宮病院で院長代理を務める宮井一郎医師。宮井医師はドブキン教授の国際研究の日本における担当責任者であり、国際的にその名が知られた第一線の研究者の一人だ。

宮井医師が重視していることのひとつが、ほめる「タイミング」だ。

「さまざまな実験の結果などを見ても、何かを達成してすぐに報酬を得られたときに効果が高まるという結果が出ています。ドブキン教授と行った実験でも、10mを歩き終わってすぐにほめる、ということを重視しました。

多少大変ですが、訓練を行う時間帯だけでも常に横についていて見ていてあげて、昨日と何かが変化したらすぐにほめてあげる、ということが重要だといえるでしょう」

要は、のべつまくなしにほめるのではなく「できたときに、すかさずほめる」ことが重要だということ。ただし、脳卒中の患者さんがどれだけがんばっても、一日一日の改善点はわずかであり、昨日と比べて何が変わったのかがわかりにくいケースも多い。そこでもし可能であれば記録やできた感じなどをノートにつけて、わずかでも違いが起きたところを見逃さずにほめる、ということができたら最高だろう。もちろんふだんの介護で家族はただでさえ疲れているケースが多いので、余裕がある場合にやってみる、というくらいの心構えでもいいと考えられる。

最後に、カリフォルニア工科大学の下條信輔教授。下條教授がポイントと考えているのが、「最初は低い目標から始めて、段階的に上げていくこと」だ。

「心理学の用語に、〝シェイピング〟というものがあります。目的とする行動の変化にたどりつくために、まず、その方向で少しでも達成が可能そうなところから始め、だんだんと目的に近づけていくという方法です。私たちの実験でも、被験者の多くは最初のうち、なかなか上手に動きをイメージすることはできませんでした。そこで私たちは被験者にも内緒で、最初のうちはある程度イメージできれば報酬を与え、できていくうちにだんだんと報酬がもらえるハードルを上げていく、という手段をとりました。いきなり高い目標を与えてしまうと、むしろやる気を減退させるということにもつながりかねません」

あまりにも高い目標を立て、患者さんご本人にとって達成が不可能だと感じられてしまうと、むしろやる気が減退してしまうというのは、じつはリハビリの世界でよくあるケースなのだという。先ほども強調したとおり、慢性期になっても機能は改善するとはいっても、やはり、そのスピードは穏やかなもので、一日で目に見えて変わるということはほとんどない。だからこそ、あまりにも高い目標を最初に立ててしまうのはお勧めできない。

とはいえ、どんな行動なら達成可能か？　ということは家族の目から見てもなかなか判断がつかないことはあるだろう。そういうときには、やはり専門家のアドバイスを求めることをお勧めする。

のちほどの章で詳しくお伝えするが、最近リハビリの制度が変わり、慢性期になっても月にある限度までは病院でのリハビリを受けることもできるようになった。こうした機会を利用して、専門家に「どんなことなら目標として適切か」ということについて相談してみることも可能だ。

専門家が勧める「上手にほめる」ポイントをまとめよう。

①「具体的」にほめる

②「すかさず」ほめる

③目標は「低く」

教育の世界でとくにいわれるように、ほめることは重要だが、じつは簡単ではない。ほめすぎることによって悪い結果が生まれることもあるし、一方であえて心を鬼にして見守ることでよい結果が生まれることもある。ほめることは、誰にでもできる半面、とても奥深いものなのだ。

しかし今回、「リハビリ」のことを取材していくなかで見えてきた3つのポイントをあらためて見てみると、これは人生のいろいろなステージにおいて応用可能なものだと感じないだろうか？「子育て」や「受験勉強」、さらには「ダイエット」などにもこの原則は適用できるように思える。

最後に、ドブキン教授のひと言を紹介してこの稿を終わりにしたい。

「脳はいつも、ほめられたがっているのです。これは脳が自らをよりよいものとして作り上げていくために持つ、とても基本的なシステムです。私たちが調べるかぎり、国籍や人種、文化にかかわらず同じシステムを、私たちの脳は持っています。

しかし、自分で自分の変化に気づき、達成感を得るということはあまりにも難しいことです。だからこそ、周囲の助けが必要なのです。その人の成長を見つめ、よりよい方向に行ったときにそれを気づき、ほめてくれる人が、必要なのです」

COLUMN コラム

脳の回復を助ける「睡眠パワー」

「リハビリの効果を上げるには、○ること」
さあ、○に入るのは何でしょうか？

正解は、なんと「寝」。「寝る子は育つ」みたいな話と思うかもしれないが、れっきとした研究で確かめられ論文まで発表されている事実なのだ。

研究を発表したのは、アメリカ・カンザス大学医療センターのキャサリーン・シェングスコン准教授のグループ。脳卒中の患者さんを２つのグループに分け、片方はリハビリを行った直後に寝てもらい、片方は何時間かたってから寝てもらった。この２つのグループに対し、手を動かすときの正確性や、反応の速度を調べるテストを行って結果を比較してみると、驚くべき結果が出た。

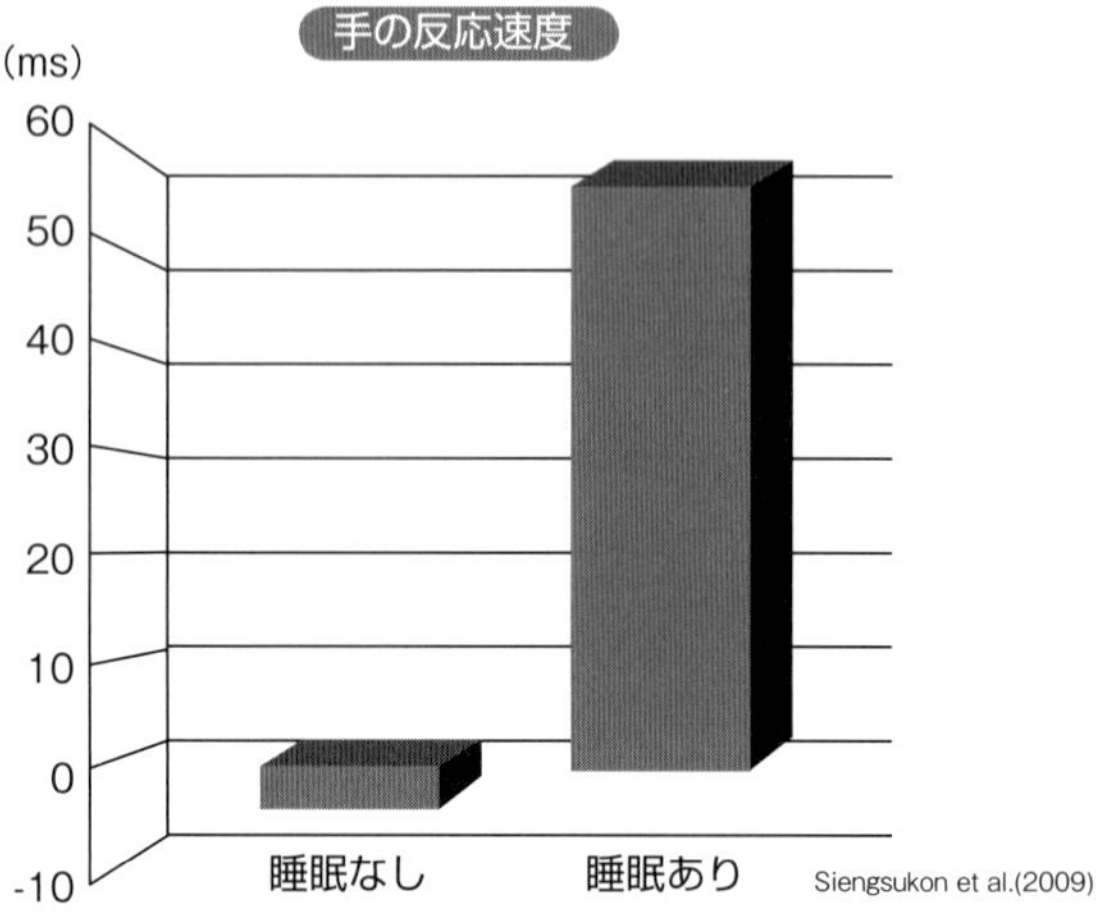

上のグラフは、手の反応速度がどれだけ速くなったかを調べた結果。リハビリが終わったあと、すぐに寝た場合は、格段に成績が上がっていることがわかる！

なぜこんな不思議なことが起きるのか、私たちは直接、研究を発表した専門家を取材することにした。

研究を発表したシェングスコン准教授は33歳の若さで、この睡眠の研究が評価され、カンザス州有数の研究所の准教授の職を得た新進気鋭の研究者だ。

「私は脳卒中を持つ人々の、とくに

運動の障害から回復する方法について興味を持っていました。じつは近年、睡眠は〝若い健康な人〟が運動を学習にする際に非常に重要だということを示す証拠がいくつも出てきています。そこで私は、もしかしたら睡眠が脳卒中のあとのリハビリテーションの効果にいい影響を及ぼすのではないか、と思ったのです」

取材に同行した番組カメラマンは、大学時代にアメリカンフットボール部に所属していた。その運動部では、合宿中に必ず昼寝をすることが推奨されていたという。睡眠と運動の学習の関係は、とても注目されているのだ。

ほかにも、たとえば「記憶」のメカニズムについて調べている研究者からは、記憶が定着するには新しいことを覚えたあとにちゃんと寝ることが大事だということが、さまざまな研究から確かめられているということも聞いた。

要は「寝る」ということは、脳が新しく覚えたことを整理し、効率よく使えるようにするために大切なのだ。私たちがパソコンを使うときも、新しいプログラムをインストールしたら、いちどシステムを再起動しなければいけない。脳にとって睡眠には、そうした「再起動」に近い働きがあるようなのだ。「寝る子は育つ」

という昔からの言葉は、あながちウソを言っているわけでもないのかもしれない。

しかしシェングスコン准教授にとって、この「睡眠とリハビリ」の関係を調べる研究が成功するかどうかは、ある意味、「賭け」だったという。

「結果が出るかどうか、不安はありました。最大の問題は、いくつかの先行研究で、〝高齢者になった場合、睡眠による運動学習の向上効果は起きない〟ことが判明しているということでした。だからこそ、今回の結果は大きな驚きでした」

じつは今回の研究で、シェングスコン准教授は、「脳卒中を経験していない健康な高齢者」にも患者さんとまったく同じ実験を行ってみた。すると驚いたことに、睡眠の効果はまったく見られなかったという。

脳が健康なはずの高齢者では効果が表れず、脳が傷ついているはずの脳卒中患者で効果が生まれる。一般的なイメージとは正反対のこの結果、いったい、どういうことなのだろうか？

さらに研究を進めることで、面白い事実がわかってきた。

シェングスコン准教授が利用している研究室は、大学からほど近い場所にあるホテルの一室を利用している。そこには脳波などを調べる装置がそろっており、睡眠中の患者さんのさまざまなデータを収集することができる。

下に示したのは、脳卒中の患者さんが寝ているときの脳波を測定した記録だ。

丸で囲んだ部分が、ほかの場所に比べてギザギザと波打っていることがわかる。この特殊な形をした脳波は、「スリープ・スピンドル（睡眠紡錘《ぼうすい》波《は》）」と呼ばれ、記憶を脳に定着させる働きに関わっていると考えられている。

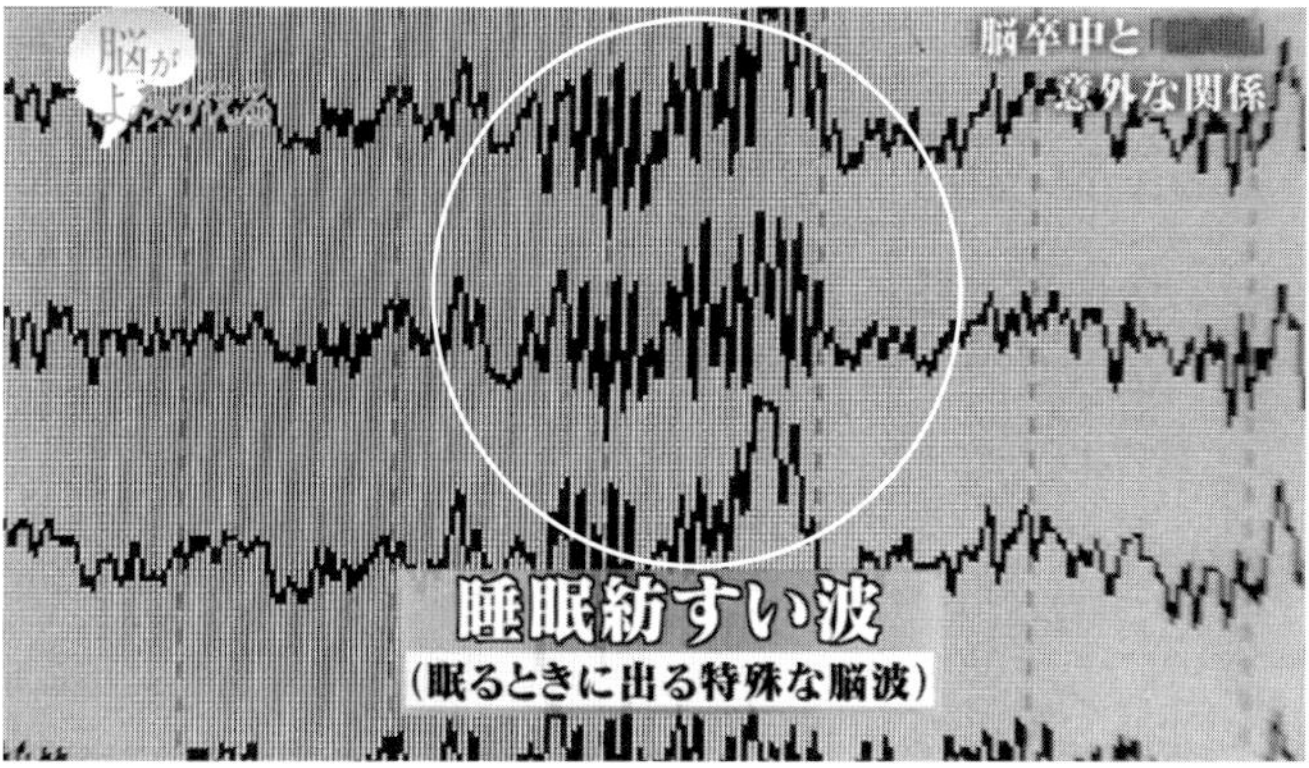

丸で囲んだところが、記憶の定着と大きな関係があるとされる睡眠紡錘波。子どもや若者の睡眠時に多く現れるが、脳卒中になると再び増えてくる。

そしてこの脳波は、子どもや若者には多く観察されるが、年齢を重ねるとともに観察されなくなってしまうらしい。にもかかわらず脳卒中になると、お年寄りでも再びこの脳波が増えることをシェングスコン准教授のグループは明らかにした。

脳卒中になると、いわば「脳が若返った」かのように、記憶に関わる特殊な脳波が出る。このことが運動の学習の効率を上げ、結果としてリハビリの効果を高めることにつながるのではないか？

シェングスコン准教授は、そう仮説を立て、いまも研究を続けている。

「加齢とともに、脳内にはさまざまな変化が起こっていきます。時計は進むのみで、逆に戻すことはできないと考えられていました。しかし、いちど加齢性の変化が起きた人の脳が、脳卒中によるダメージを受けると、睡眠から効果を得られるようになることがわかりました。その原因を、いま私たちは調べています。それは神経回路の変化かもしれません。右脳と左脳の間の力のバランスが変わることに関連するのかもしれません。ほかにも、神経伝達物質の量の影響など、可能性はいくつもあります。

いずれにせよいえることは、脳卒中はたしかに恐ろしいものですが、一方で、脳が新たな機能を得ることを促すスイッチを入れてくれるという、ある意味でいい面もあるということが、わかってきたということなのです」

いまシェングスコン准教授は、おもに2つのテーマで研究を進めている。ひとつは睡眠がリハビリに及ぼす影響のメカニズムの探究であり、そしてもうひとつは、わかってきた成果を実際のリハビリにどのように取り入れていくか、という研究だという。

「いちど入院した経験のある人はご存じでしょうが、病院は非常に騒々しい環境です。気持ちよく眠ることは難しく、また医師の治療などの都合で、たびたび睡眠が妨げられます。ですから医療者側も、もっと患者に〝よい睡眠環境〟を与えるよう努力する必要があると思います。リハビリとリハビリの途中に昼寝をはさんだり、夕食のあと、寝る前にリハビリをする時間を設けたり。こうした工夫を治療の現場にどのように取り入れられるか、ということをいま考えています」

「いかによく〝寝る〟か？」という新しいアプローチで進む研究。実際のリハビリの現場にどのように取り入れられていくのか、楽しみになってくる。またこの研究成果は、自宅でのリハビリにも応用できるかもしれない。脳卒中になったのち、ストレスや生活環境の変化など、さまざまな理由で短い時間しか睡眠をとれなくなる患者さんは多くいる。でも、十分な睡眠は単に「疲れをとる」という意味だけでなく、日々のリハビリの効果を促進してくれるという効果もあることがわかってきたいま、以前より少しだけでも真剣に、「寝る環境」ということを考えてもいいのかもしれない。

たとえばＮＨＫの番組「ためしてガッテン」では高齢者の睡眠力を高める方法として、次の４項目を推奨している（２００９年５月27日放送「熟睡４鉄則！ 睡眠力がよみがえる」）。

①**早めの昼寝**……午後１時から３時くらいまでの間に30分以下の昼寝をする。
②**夕方の運動**……夕方に30分程度の運動をする。
③**夕方の光**……早朝に目が覚めて悩んでいる場合、夕方に外光を浴びる。

④**就寝前の入浴**…お湯は40度以下のあまり熱くない温度で半身浴。
寝る１～２時間前ころに入浴する（個人差があります）。

午前中にリハビリして早めに昼寝。起きてから夕方にリハビリを兼ねて散歩して、（お風呂に入れる場合は）お風呂に入ってから、ぐっすり寝る。

考えてみると、なんだか気持ちのよさそうな習慣ではないだろうか？

もちろん個人差はあるので、あくまで参考までに。

第５章のポイント

POINT!

脳はほめられたがっている。
「すぐ」「具体的に」ほめることが大切。

●リハビリのあと、すぐにほめると効果的。その際、前回よりもどのぐらい改善したか、具体的にほめることが大切。実験では、ほめなかった場合よりも格段に歩く速度が速くなった。

●「ほめる」ことを通じて、患者さんの家族など、周囲の人がリハビリに関わることができ、目標に向かって一緒に努力できる。患者さん本人のやる気も高まる。

●目標は低く設定する。目標を達成できたらすかさずほめる。たとえ達成できなくても、ほかの改善ポイントを指摘するなど、本人が前向きになれるよう心がける。

第6章

「脳卒中・リハビリ革命」のこれから

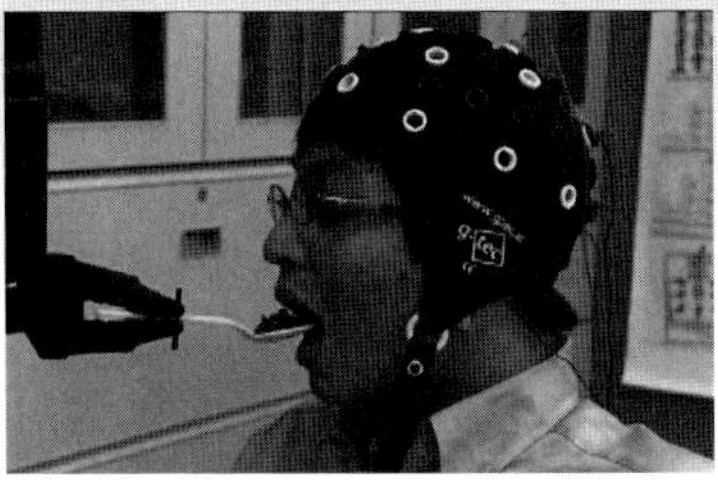

❋リハビリ医療が抱える2つの「壁」

これまで、国内・海外で進歩が進むリハビリの最前線について紹介してきた。脳科学の進歩により、いままで治療の手が届かなかった人に改善の可能性が出てきている、という現状がおぼろげながら見えてきたような気がしている。

しかし一方で、取材を進めれば進めるほど、別の一面も見えてくる。患者さんがリハビリによって障害を改善したり、少しでも生活の質を高めたりしたいと願った際に必ずぶつかる「壁」の存在だ。

この章では、脳卒中のリハビリがいま抱える課題、そして、それを改善していく方法について考えていきたい。

脳卒中のリハビリが抱える第一の壁。それはやはり、「脳」というあまりにも複雑なものに立ち向かわざるを得ない分野だからこそ直面する、技術的な問題だ。

第2章に登場した、鹿児島大学医学部の川平和美教授。毎日現場に立ち、「治療困難」と言われたケースの人を何人も改善させ、患者さんたちから「神の手」とたたえられる彼でさえ、口癖のようにこう言う。
「そもそも、人間の脳というものが精密すぎるんです。私たちが手を使って行うちょっとした動作でさえ、もしロボットで再現しようとするならば、スーパーコンピューターを使ってすら難しいというほどのものなのです。だからこそ、いちど傷ついたものをまったく元どおりにするというのは、残念ながら、難しいことなんです」

いま、脳科学の発展のもとで次々と「画期的な」リハビリ技術が登場してきている。しかしそれは以前に比べて進歩したという意味であって、残念ながら、いまだに治療によって改善が得られない患者さんは多く存在する。

脳卒中のリハビリはそれゆえ、ときに残酷なものでもある。たまたま病気が起きた場所が悪かった場合、改善のスピードはゆるやかなものにならざるを得ない。一方で、加齢や動かないことによる「衰え」の影響は容赦なく襲いかかる。必死に努力しているのに、改善するどころか、できていたことが少しずつ少しずつできなくなっていってしまうことも多い。そんななかで毎日のリハビリをがんばれと言っても、なかなか難しい。

さらにもうひとつの大きな壁が、「制度」の問題だ。もっというと、リハビリにかかる「費用」の問題といってもよい。

リハビリ医療を「効率」という面から見てみよう。まず効果の面では、これまでお伝えしてきたとおり、発症の当初は大きいがしだいにゆるやかになっていく。一方で費用の面では、発症から時期がたっても行うことがそれほど変わらないため、横ばい状態が続く。その結果、効率の面だけで見ると、発症の直後がもっとも高く、あとはしだいに悪くなっていくという見方もできる。

近年、高齢化が進行したことにより医療費が増加し、医療保険の財政は悪化を続けている。その状況のなかで、リハビリがやり玉にあげられるようになった。効率の悪い「慢性期」のリハビリに費用を投じるのはむだではないか……そうした意見が、力を持つようになってきたのだ。

そして2006年、リハビリに関する医療制度の大きな改定が行われた。以前は、病院を受診さえすれば、発症からどれだけ時期がたっていてもリハビリを受けることができた。しかし制度改定によって、医療機関で専門的なリハビリを受けられる期間は、原則的に発症から6か月（180日）までとすることが決められた。

その期間が過ぎたあとの患者は介護保険によるサービス、つまりリハビリ器具を持つ介護施設などでリハビリを受ける、と定められたのだ。

効果がもっとも高い時期に集中して専門的なリハビリを受け、最大限の改善を得る。そうすれば、その後は改善した機能を維持するためのリハビリで十分になる。その部分は、医療機関に比べ専門性という意味では多少劣るかもしれないけれど、コストの面で安くすむ介護施設のリハビリテーションに移行する。リハビリテーションの効率を高めることで、厳しさを増す医療財政とのバランスをとろうというわけだ。

いわゆる、「選択と集中」。ちょっと患者さんにとって厳しい制度のような気はするが、効率を高めるためには仕方がないようにも思える。

ところがこの制度改定に関しては、当初からさまざまな問題点が指摘された。とくに批判の対象になったのは、「時期」というただひとつの基準によって線引きを決めてしまったことだ。

ここまで繰り返しお伝えしているように、発症後半年を超えた「慢性期」になっても改善が可能な患者さんは少なからず存在する。さらに近年、新たな技術が次々と登場しており、従来の方法では改善が難しかったが、いまでは可能になっている人もいるかもしれない。

患者さんそれぞれにそれぞれの事情があり、大きな個人差が存在しているにもかかわらず、「時期」というひとつの基準がクリアできなければ、医療機関による専門的なリハビリを受けられなくなってしまったのだ（後述するが、この後、緩和措置が行われている）。

また別の問題もあった。医療による専門的なリハビリを受けたのちの「維持」を行う受け皿として想定された「リハビリができる介護施設」が、そもそも数が少なすぎ、サービスを希望しても受けられない患者さんが急増する事態が発生してしまったのだ。

せっかく医療機関でリハビリを受けて、ある程度機能が回復したにもかかわらず、リハビリを受けられないでいるうちに逆戻りしてしまう……そんな悲しい状況に追い込まれる患者さんがたくさん出てしまうことになった。


現在のリハビリ医療は、以上で述べてきた「技術の限界」と「制度」という大きな2つの壁を抱えているといえる。こうした状況を根本的に改善するには、もちろん専門家による技術革新と、行政による制度の改善が求められる。しかし、それには長い時間がかかるだろう。

いま、できることはないのだろうか？

そういう目線で、あらためて今回取材でお会いした患者さんやご家族のケースを思い返してみると、なかにはさまざまな工夫や努力によって、こうした「壁」を打破している人たちが多くいることに気づいた。

そのなかでも大きな示唆を与えてくれたひと組のご夫婦のお話を紹介したい。私たちの考え方を少し変えることができれば、「壁」ではなく「希望」が見えてくるのではないか……ついつい、そんな気持ちにさせてくれたエピソードだ。

※視点を変えれば希望が見える

横浜市内にお住まいの大野行男さん（76歳）と典子さん夫妻。許可をいただき、おふたりの写真を掲載させていただく。

ご覧になってわかるとおり、とても笑顔が素敵なご夫婦だ。夫の行男さんは脳卒中の後遺症が残っているため、多少お話しに苦労される部分はあるものの、よく響く大きな声でほがらかに笑われる。明るいおじい様、という印象を受けた。

しかし、行男さんは一時期、将来への希望を失って暗くなり、1年前まで家の中に引きこもるような日々を続けて

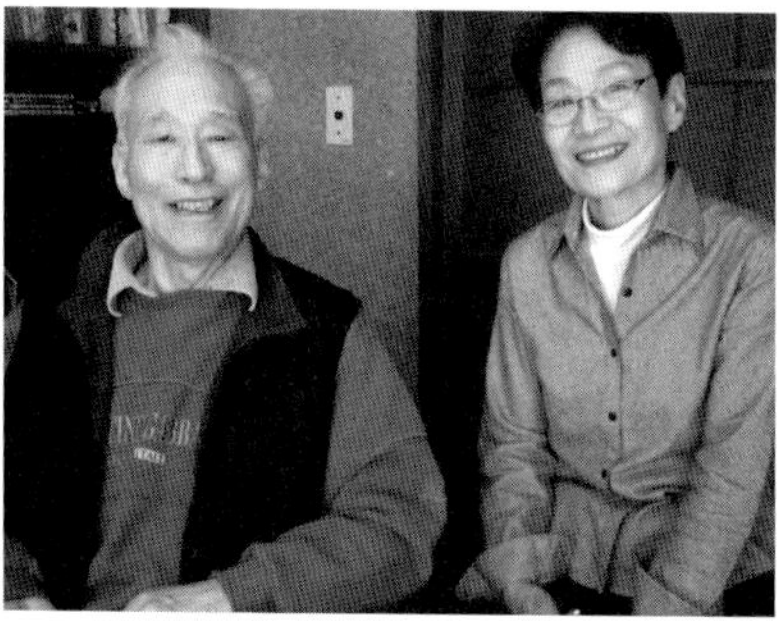

大野行男さん、典子さん夫妻。行男さんは、足の装具の見直しで歩行が改善した。

いたのだという。

ゴルフがなにより好きだった行男さんが脳卒中に倒れたのは、8年前（2003年）のことになる。

脳卒中の程度は重く、当初は立てるかどうかも危ぶまれた。しかし行男さんのもともとの体力が高かったこともあり、リハビリを必死にがんばったおかげでしだいに状況は改善。右手はほとんど動くようにはならなかったものの、自力で立ち上がれるようになり、歩行についても徐々に進歩が見られ、杖と、足首を固定する装具があればスムーズに歩けるようになった。リハビリと気分転換を兼ねた散歩を日課とし、週に1回はデイサービスに通うなど、脳卒中による障害と付き合いながら毎日を楽しむことができていた。

そんな状況が変わっていったのは3年ほど前のこと。行男さんの歩き方がおかしくなった。以前は背筋を伸ばして歩いていたのが、距離を歩くとすぐに背が丸くなる。障害のある右足の痛みを、しきりに訴えるようにもなった。いつしか散歩に出る頻度も減り、家の中に閉じこもるようになったという。それと同時に、行男さんのほがらかな笑い声が響くことも少なくなってしまった。

奥さんの典子さんは、なんとかもういちど歩く力を改善できないかと、行男さんに再び歩く努力をするよう、必死で「叱咤《しった》激励」したという。しかし行男さんはなかなか腰を上げなかった。これは「怠けている」というわけではないことは、ここまでこの本を読んでいただいた方ならおわかりだろう。

背を丸めてしか歩けない姿を近所の人に見られるつらさ。そして痛みに耐えなければならない苦しみ。「がんばり」だけでは克服できないこうした問題を解決しないまま、ただ本人に努力を求めても、なかなか難しい。

そこで典子さんが注目したのは、足につける「装具」だ。次ページの右側の写真は、行男さんがいま実際につけている装具。つま先からすねの部分までを固定するようになっており、マヒによって力が入りづらくなった足首を固定して歩きやすくする効果がある。

同じ右側の写真で、手前にちょっと小ぶりな装具が示されているのがわかるだろう。これは、２００８年の歩き方がおかしくなった時期に行男さんがつけていたものだ。足の裏を支える部分が小さく、つま先までカバーできないことがわかる。

装具の違いで歩行にも大きな影響が

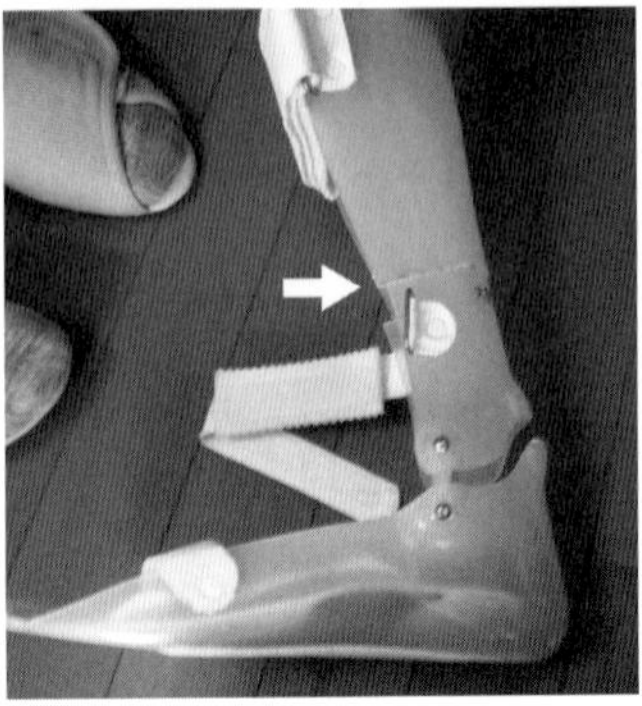

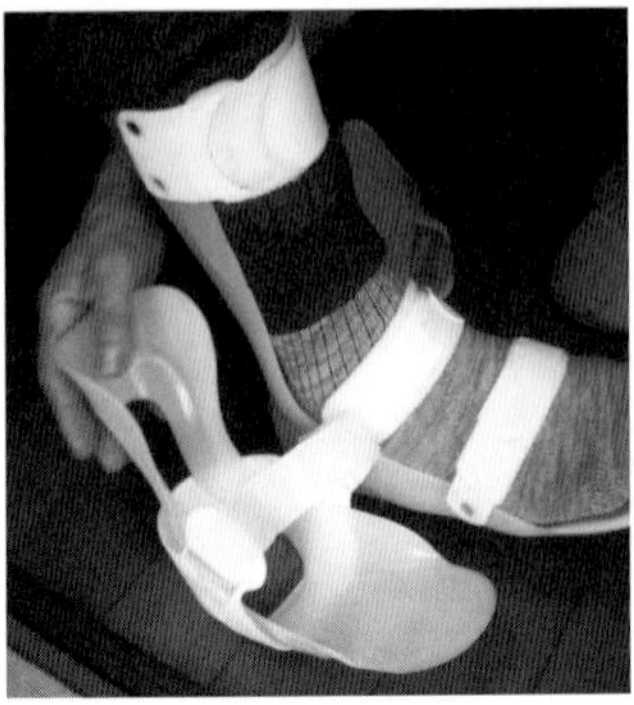

調子が悪くなったとき、小さめの装具を使っていた（右写真の手前）。左の写真は退院直後に使っていた装具。のちに典子さんが改造を加えた。

行男さんは退院後、一時はつま先までカバーする大きめの装具を使っていた（左の写真）。しかし通院していた病院で、「もっと軽いもののほうが歩きやすいですよ」と言われ、ひとまわり小さいタイプのものを利用するようになっていた。

歩くのが難しくなってきた時期、行男さんはしきりにつま先の痛みを訴えていた。そこで典子さんは、行男さんの歩き方が悪くなってきたのは、この「装具」のせいではないかと考えるようになったのだ。

「なんとか主人に合う装具がないものかなって……。ずっと昔、退院したころに使っていた装具がしまってあったのを思い出して、使ってみることにしたんです。あまり重いものだと主人が歩きにくいだろうと思って、のこぎりまで持ち出して。ホント、日曜大工です」

左の写真がその「日曜大工」をした装具。矢印で示した部分に、よく見ると細い切れ目が入っていることがわかる。とにかく夫にラクに歩けるようになってほしいという典子さんの思いが伝わってくるようだ。

しかしこの工夫も、うまくはいかなかった。装着してみたものの「金具の部分が重くて、かえって歩きにくい」など行男さんの感想はさんざんだった。結局、すぐに物置に戻されることになった。

こうして状況が変わらないまま、2年ほどが経過した。この間、典子さんは必死に働きかけを行い、行男さんの機能が衰えないようにリハビリへのやる気を引き出そうとしていたが、なかなかやる気を復活させるのは難しかった。

ご主人の仕事の関係でマレーシアに住んでいる娘さんからも、行男さんに元気になってもらおうと「旅行費用を負担するので孫に会いに来ないか？」という申し出があった。

しかし行男さんは、迷いに迷った結果、旅行の直前に「やはり自信がない」と断ってしまった。歩きがうまくできないということが、かわいい孫に会いたいという思いまで閉じ込めてしまったのだ。

状況が変わったのは、去年のこと。きっかけは、ある専門家の外来を受診したことだ。慶應大学の里宇明元教授である。第4章で紹介した、ＢＭＩを利用した脳卒中リハビリの研究グループリーダーを務める、日本でも有数の研究者だ。

受診するそもそものきっかけは、娘さんが新聞記事で慶應大学の取り組みを知り、父親に受けさせたいと考えたこと。行男さんはマヒの影響で右手がほとんど動かないが、それが少しでも改善すれば、失った「自信」を取り戻すことにつながるのではないかと思ったのだという。

娘さんの強い勧めもあり、行男さんは慶應大学病院まで出向き、里宇教授の外来診察を受けることにした。しかし診察の結果、残念ながらいまの状態ではＢＭＩを受けるのは難しいという結論が出てしまった。

しかし診察のなかで、里宇教授は別のことに注目した。つまり本質的な問題は「歩けない」ことであり、その部分なら工夫をすれば改善できる可能性があるということだ。ＢＭＩの適応がないということで診察を終えず、その後、行男さんの現在の生活状態や、症状についてていねいに聞き取っていった。そして新しい装具を作るために、地元の病院へ紹介状を書くことにした。

新たな装具ができると、行男さんの歩行は改善した。多少の距離では疲れなくなり、つま先の痛みも出なくなった。さらに、以前は頻繁に悩まされていた腰の痛みまで改善した。毎日の日課としているトレーニングの様子を写させていただいた左上の写真でもわかるとおり、歩くときに自然と笑顔が出るようになってきたという。こうして練習を重ねているうち、丸まった背筋が伸びるようになってきた。

新たな装具をつけて歩行が改善したことにより、行男さんはもうひとつ、なによりも大切なものを再び手に入れた。

それは「自信」だ。

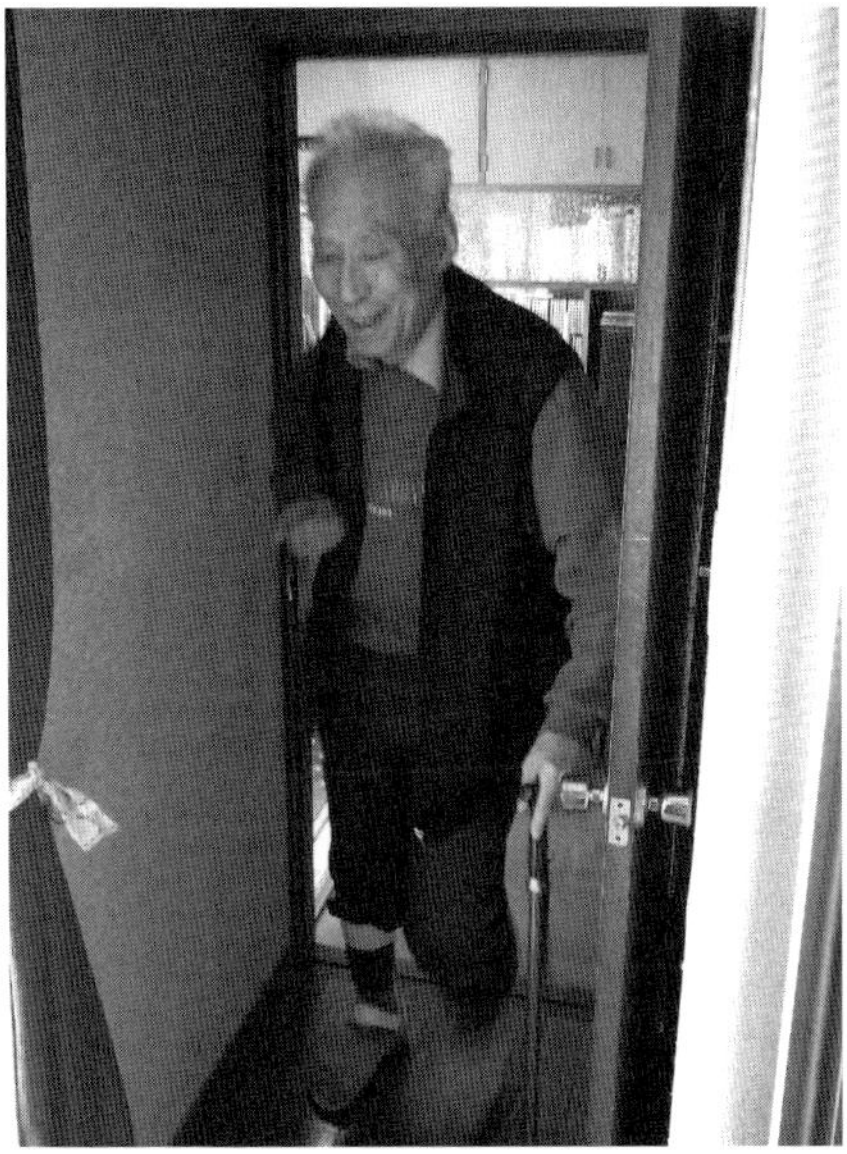

新しい装具を装着し、ステッキを使って、室内でトレーニングする行男さん。歩行の改善が「自信」につながった。

歩き方がよくなってからほどなくして、行男さんが自分から「孫に会いにマレーシアに行きたい」と言い出した。妻の典子さんにとっては急なことだったが、それはうれしい驚きだった。娘さんだけでなく、独立した息子さんも協力。そして去年、旅行は実現した。飛行機に乗ってマレーシアまで行き、愛しい孫と会い、いろいろなところへ遊びに行くことができた。その際のお写真を拝見させていただいたが、76歳とは、ましてや脳卒中の患者さんとは思えないいきいきとした笑顔を見せる行男さんの姿がそこにあった。

私がお話を伺っている間中、行男さんは何度も「マレーシアはよかった」と話してくれた。病気になり、体力が衰えていくなかで、行男さんはいろいろなことをあきらめてきたのだろう。それがひとつのきっかけにより「自信」が芽生えたことで、夢をかなえることができた。

この、「装具の改善」という小さな工夫が生み出した結果は、川平法やBMIなど最新技術による改善と比べてまったく劣るようなものではない。装具のような「ローテク」は、BMIのようなハイテクと比べ派手さはないけれど、患者さんの生活を助けるという効果はとても高いものがある。

つまり、「マヒを改善する」ことはもちろん大切なことではあるが、もしいまの医学でいかんともしがたい状態だったとしても、それであきらめてしまうのはあまりにももったいないということだ。

リハビリの本質的な目的は「生活のしやすさ」や「自信」を取り戻すところにある、という視点に立てば、改善する方法はいくらでもあるのではないだろうか。

たとえば第1章でご紹介した松村さん夫婦の場合。ご主人は脳卒中に倒れ、自分で着替えることができなくなった。マヒが原因で着替えられないわけではない。右手は自由に動かせ、左手のマヒもかなり改善しているので、本来なら着替えられるはずなのだが、奥さんがいくらいっても服の前でまごつくばかり。シャツの首の部分に頭を通す、そんな簡単なことがどうしてもできないのだ。

そこで奥さんがよくよく観察してみると、ご主人はどうやら、服のどちらが表でどちらが裏かがわからなくなっているようだった。

これは「高次脳機能障害」という、脳卒中のあとでたびたび起きる症状のひとつだ。現在の医学では、リハビリを行っても完全に改善することはなかなか難しいとされている。普通ならここであきらめて、着替えは他人の介護に頼るということになるだろう。

しかし奥さんは、工夫を行った。服の表裏がわからないなら目印をつけてしまえばよいのではないかと、すべての服の首の後ろ部分に赤いリボンをつけたのだ。そしてリボンがある部分を持ってそこに首を通すようにすれば服が着られると、繰り返し何度もご主人に練習してもらった。その結果、ご主人は洋服を準備してあげさえすれば、自分ですべて着替えられるまでになった。

これもやはり、あきらめずに観察を続けたからこそできたことだといえる。その結果現在の最先端の医学でもなかなか難しいことを、一般人である奥さんが可能にしたのだ。

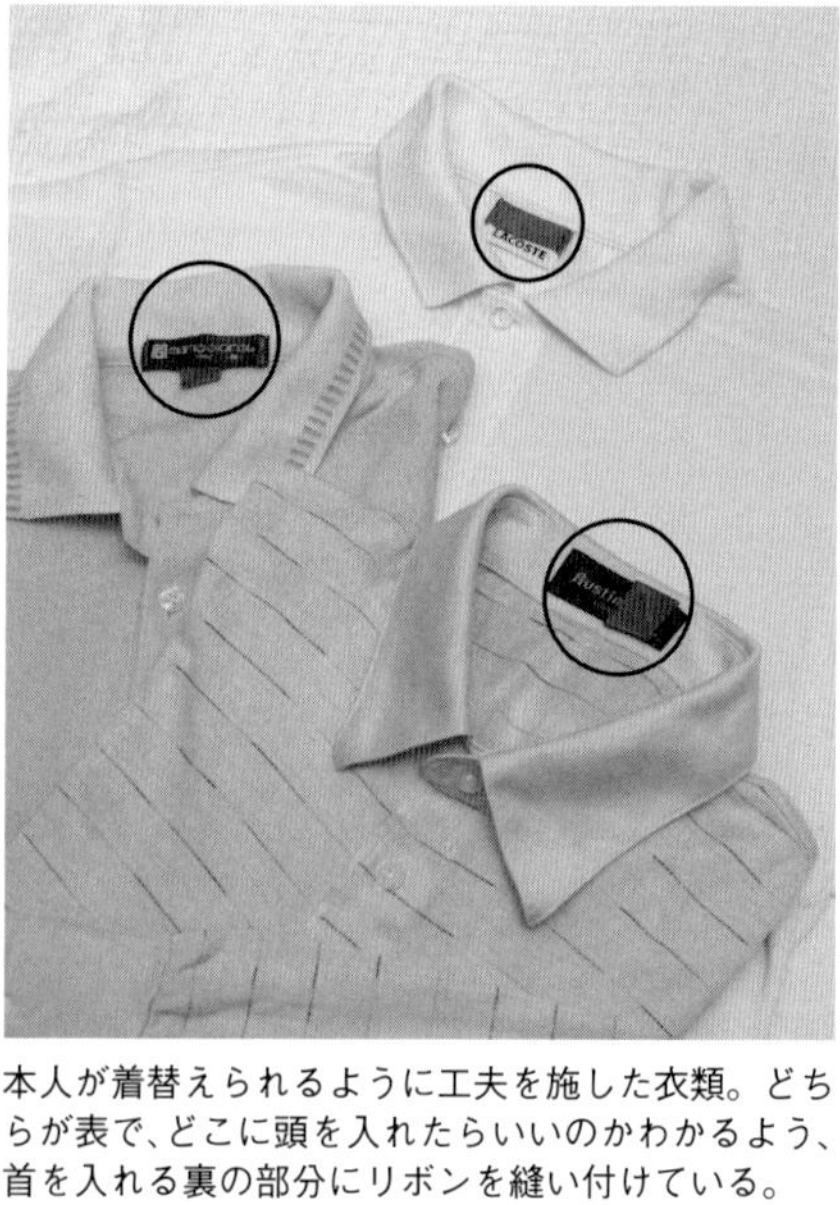

本人が着替えられるように工夫を施した衣類。どちらが表で、どこに頭を入れたらいいのかわかるよう、首を入れる裏の部分にリボンを縫い付けている。

マヒがあったり、脳の機能に障害が残ったりという「できないこと」はよく目につく。すると、ご本人も周囲もそこばかりにとらわれ、マヒが改善しなければすべてがだめだという考えになってしまうことが多い。

その結果、本人はいくら練習してもリハビリの効果が出ないという気持ちになってしまうし、周囲も「改善を見つけてほめる」ということができなくなる。

リハビリをしても改善はなく、失敗ばかり。まわりからは落胆の視線で眺められる……そんな経験ばかりしていると、患者さんご本人がいつしか希望を失い、家族など周囲がいくらリハビリをするよう励ましても固く心を閉ざしてしまうことになる。

また、「できないこと」にとらわれすぎると、医師などの医療スタッフとの関係もぎくしゃくしてしまう。もし医療スタッフ側の立場になったとしたら、と想像してみてほしい。いまの医学でどうしてもできないことを求め続ける患者さんや家族に対し、有効なアドバイスをしてあげようとしても難しくはないだろうか？

逆に、マヒだけでなく患者さんご本人の生活全体に目を向けて、どこを工夫すればいいのか？　何ならできそうなのか？　ということを聞かれたならば、医療スタッフも、彼らの経験を生かしたアドバイスがしやすくなる。

繰り返しになるが、今の医学はどんどん進歩しているものの、マヒのすべてを改善することはできない。しかし「できないこと」ではなく「できること」に目を向け、そのうえで工夫する方法はないか専門家と一緒に考えていけば、技術的な「壁」を越えられるのかもしれない。

❋医療制度の改定に、どう対応していくべきか

さらにもうひとつの壁、「制度」についても、いま大きな動きが起きている。しかもうれしいことに、患者さんや家族にとって「できること」の範囲を広げようという動きが着実に進んでいるのだ。

前述したように、2006年の制度改定により、発症から180日を超えてしまうと、病院などでリハビリを受けることは難しくなってしまった。

しかし患者さんの状態には個人差があり、技術も進歩しているため、半年を超えた慢性期になっても改善するケースがあることは、これまで繰り返し述べたとおりだ。しかも介護施設でリハビリができるといっても、質の面でも施設の数という面でも、医療機関とまったく同等というわけにはいかない。

こうした患者さんや医療者からの切実な声を受けて、行政も動いた。ここ数年で、次々と制度が再び改定されているのだ。

まず「慢性期になっても改善する患者さんがいる」という課題について。

新たな制度では、医師が「この人はマヒなどの改善が見込める」と診断したケースに関しては、半年を超えても従来どおり、医療機関でのリハビリを受けられるようになった。外来で通院してもいいし、入院してもかまわない。

ただし条件がある。この制度を利用する場合には、まず医師の診察を受け、状態を検査してもらわなければならない。そのうえで医師が改善の見込みがあると判断し、リハビリの計画表を作成すればリハビリを受けることができる。医師にとっては従来に比べ負担が増えることになるが、改善の見込みがないのに漫然とリハビリが続く、といったことを防ぐための措置だ。

いずれにせよ患者さん側にとっては、改善が見込めるのに時期の問題だけでリハビリが受けられないという悲しい状況を回避できる道ができたということになる。

じつは第2章で紹介した淵脇さん、第4章で紹介した山下さん（仮名）もそれぞれこの制度を利用したことで、リハビリを受けられるようになったのだ。

続いて、「リハビリが受けられる介護施設が少ない」という課題について。この面でも近年、制度上の改善が図られている。

もっとも大きな制度上の変化は、「大幅な改善が見込めない」と医師が判断したケースであっても、月に13単位までに限って医療機関でのリハビリを受けられるようになったということだ。

ここで急に「単位」という言葉が出てきたが、ざっくり言うと1単位は20分程度のリハビリに相当する。たとえば1時間のリハビリを受ける場合は、3単位ということ。13単位が上限ということは、だいたい週に1回、1時間程度のリハビリを受けられる計算になる。

週に1回、1時間のリハビリを受けられるというのは、患者さんの機能ややる気を維持するという意味において少なからぬ意味があるだろう。最低限、近くにリハビリ施設のある介護施設がないばっかりに、まったくリハビリを受けられないという悲しい思いをする人は格段に減ったはずだ。

この制度に関しては、「介護施設によるリハビリが充実するまで」というカッコつきで導入されたという経緯があるため、すぐに廃止されてしまうのではないかという危惧もあったが、平成22年度の改定では継続と決まった。

と、よくなった点ばかりを述べてきたが、もちろん問題は残っている。たとえば病院に行って医療保険のリハビリを受けている場合には、介護施設でのリハビリを受けられないなど、いろいろな細かい決まりがあるという点だ。

こうした複雑な制度になったため、患者さんや家族が理解しづらく、使いにくいといった指摘も聞かれるようになった。もっとすっきりした制度にできないのか？　という声もあるだろう。

しかしいま、高齢化とともに医療費が急増し、医療財政が過去に例がないほど悪化しているのは紛れもない事実だ。制度を作る側も、限られた財源しかないなかで、患者さんが大きな不利益を受けないよう必死の努力をしていることは認めたいと、私は思う。

そもそも２００６年の制度改定で、発症から経過した「時期」という、はっきりした基準で線引きをしようとする「わかりやすい」制度ができた。しかしそれに対し、あまりにも選択肢が少なすぎるという批判の声があがり、制度を作る行政側も、それならばと選択肢を増やそうとする努力を続けてきた経緯がある。

その結果、以前に比べて多くの選択肢から自分に合ったリハビリを選ぶ道が生まれている。患者さんや家族の側も、こうした制度をきちんと理解して利用しようとする努力が求められているのかもしれない。

選択肢の数は多く、そして複雑だ。

病院でリハビリを受けるのか、それとも、介護施設でリハビリを受けるのかがまず大きな選択肢となる。医療機関のほうが質の高いリハビリが受けられそうな気もするが、最近では充実したリハビリ施設を備えた介護施設も現れている。わざわざ遠い病院に通うよりも、介護施設に併設されたリハビリルームを利用したほうが負担も少なく、メリットが大きいというケースもあるかもしれない。

また、病院でリハビリを受けるとして、改善した機能の「維持」を目的とする月13単位のリハビリを受けるのか。それともマヒなどの改善の可能性に賭け、医師に相談し「改善」を目的とする集中的なリハビリを受けるのかという選択肢がある。

さらには、医療スタッフに自宅に来てもらう「訪問リハビリ」という選択肢もある。ただしスタッフにわざわざ来てもらう以上、費用はある程度高額になる。介護保険を使っている場合はその範囲内でという制限があるため、ほかのサービスとの兼ね合いで回数を決めなければならない。

とにもかくにも選択肢は多く、しかも「これで万全」という答えは存在しない。患者さん本人の状態や希望、そして家族の状況などさまざまな要素を考えながら、ベターな選択肢を選ばなければならないのだ。

かなり面倒だし、自分にできるか不安になってしまうかもしれない。しかし繰り返して言うが、選択肢が少しでも多いということは、私たち医療を受ける側にとってありがたいことだ。最初はたしかに負担に思うかもしれないが、リハビリを始める前に専門家と相談して十分な計画を練り、少しでも患者さんの状態に合ったリハビリを受けられる環境を整えておけば、長い目で見たときに大きな差となって表れてくる。その結果、患者さん本人の生活が豊かになるだけでなく、介護する家族の負担も格段に減るのは間違いない。

こう考えてくると、脳卒中のリハビリというのはとくに、いわゆる「賢い患者」であることを求められる分野なのかもしれない。いま脳卒中患者が２８０万人に近づき、しかも1年に1万人以上というスピードで増えているなか、病気になってからあわてて勉強するのではなく、たとえほんの少しでもいいからリハビリの目的や効果、制度などを知っておくことが求められているように感じる。

第６章の
ポイント
POINT!

リハビリをあきらめない。
現在の制度を知り、
十分に計画を練ることで
人生の質も上がる
可能性がある！

●以前は６か月で打ち切られていた医療機関でのリハビリが、医師の「改善が見込める」との診断などがあれば、その期間を超えても受けることができるようになった。

●医師が「大幅な改善が見込めない」と判断した場合でも、だいたい１週間に１回、１時間程度のリハビリを医療機関で受けることも可能に。

●患者さんとその家族が、制度や治療法に敏感になり積極的に関わることで、改善のきっかけをつかめることもある。

※この情報は2011年8月現在のものです。

あとがき

この本の内容は、２０１１年秋に放送予定のＮＨＫスペシャル「脳がよみがえる～脳卒中・リハビリ革命～」の放送内容をもとに、番組ではご紹介できなかった部分を大幅に加筆したものです。

リハビリは「ラク」なほうが効果がある！　……なんだか首をかしげてしまいそうなテーマが含まれた本に最後までお付き合いいただき、ありがとうございました。読んでくださったあと、「ラク」という言葉に込めた思いを感じ取っていただけましたでしょうか？

私が脳卒中及びリハビリという分野の取材を始めたのは、２００８年のことです。当時、私は「ためしてガッテン」という番組のディレクターをしており、そのなかで「介護」について取り上げたいと取材を始めました。

そのころ介護の分野では、「廃用症候群」が大きな問題になっていました。なにやら恐ろしい響きを持つこの5文字、ご存じの方も多いかもしれません。「廃用」つまりは「使わないこと」によって人間の体が衰えていく、そのことを病気としてとらえ、対策をとろうではないかという考えのもとで名づけられた病名です。

介護に熱心なご家族であればあるほど、よかれと思って日々の食事や移動などをすべて手伝ってあげたくなりますが、それを続けていくことによってしだいにご本人の能力が衰えてしまいます。その結果、介護の負担はどんどん増えてしまい、いつしかご家族のほうが燃え尽きてしまう……そんな悲しい悪循環に陥るケースが多く報告されていたのです。

そこで、先進的な介護を研究するグループを中心に「新しい介護」というコンセプトが発表されました。

介護されるご本人が自然に何かをできるよう「環境」を整える工夫をすることで、廃用症候群を予防する。そのことによってご本人のできることが増え、その人らしい生活ができるばかりか、介護するご家族の負担も減るのではないか、という考え方です。今回の本の中でも、折々にそうした「工夫」に触れていますが、それらはこの当時に取材したさまざまなご家族が実際に行っておられたものです。

そしてまた、２００８年当時、脳卒中のリハビリに対する一般的なイメージも大きく変化していました。脳科学の進歩でリハビリの効果を高める方法が急速にわかってきたこともあり、超早期リハビリや神経リハビリなど、新たな技術が次々に生まれ、従来ではありえなかったような回復を見せる患者さんが出てきていたのです。

その結果、「リハビリはうそをつかない。がんばれば必ず成果が出る」というイメージが一般的なものになっていきました。

これらの変化は、まさに「革命」ともいうべきものでした。いままでの「脳卒中」というものに対して一般的に持たれていたイメージを１８０度変え、「いちど脳が壊れたら、回復は難しい」という常識を覆しました。たくさんの患者さんやご家族がこれらの取り組みにより救われ、自らの生活を取り戻しました。

ただ、こうした先駆的な業績を紹介する番組を作るなかで、私にはどうしても不安に思うことがありました。それは、患者さんご本人やご家族に、あまりにも「がんばる」ことを強制してはいないか、ということです。

リハビリに対して超人的に努力し、信じられないような回復を示す患者さんはたしかにいらっしゃいます。そして私たちマスコミが紹介するのは、そうした人たちです。

しかし脳卒中の障害の重さや、それまで培ってきた体力など、患者さんの背景はそれぞれ十人十色です。いくら工夫しても、いくらがんばっても、思うように改善が進まない方もいらっしゃるのです。

そうした患者さんたちや支えるご家族が、あれは「怠けている」からだという視線を向けられたり、ご自分でそう思ってしまったりしたとしたら、それは、あまりにも悲しいことです。

そんな不安を持ちつつ、しかしどうしたらいいのかという答えを見つけられないままに、私は別の番組の制作の合間を縫って、細々と取材を続けてきました。

そしてある新聞記事をきっかけに鹿児島大学の取り組みについて知り、その中心である川平和美教授と親しくご相談させていただくなかで、「ラク」というキーワードを思いつきました。

試みに「楽」という言葉を辞書で引いてみます。

1身も心もやすらかな・こと（さま）。安楽。
2ゆっくりくつろぐこと。身も心もゆったりしていること。また、そのさま。
3経済的に豊かな・こと（さま）。
4簡単でやさしいこと。苦労しないこと。また、そのさま。

（大辞林第三版）

なんだか読んでいるだけで、心がすうっと軽くなっていくような、気持ちいい言葉です。今回の番組における「ラク」の意味は、直接的には「4」にあたるでしょう。脳は驚くべき回復力を持っていますが、それを助けて「ラク」にできるようにしてくれる「杖」がなければ、十分にそれを発揮することができません。

今回取材をお願いした、脳卒中患者の淵脇悟さんは口癖のようにおっしゃっていました。「ずっと自主トレだ、自主トレだと言われていたけれど、たとえば部活で腕立て伏せして筋トレするというわけにはいかないんだ。だって動かないんだから。がんばりようがないんだ。怠けているわけじゃないんだ」

そう、患者さんはがんばっているのです。ただ、あまりにもハードルが高すぎるがゆえに、がんばりようがないんです。だからこそリハビリが「杖」となり、すこしでもそのハードルを下げる、つまり「ラク」にすることが大切なのではないかと思い、そうした情報をご紹介しました。

ただ私の思いとして、この本を手に取ってくださった読者の方には、「1」〈身も心もやすらかな・こと（さま）。安楽〉を感じていただければと思います。

いま、脳卒中による後遺症にお悩みの方もいると思います。ご家族が、苦しい状況におられ、つらい思いをされている方もいると思います。そして私のように、幸いにも現在健康であっても、将来自分や大切な家族が脳卒中に倒れたとしたらどうしようかと、不安に思っている方もいるかもしれません。

ただご安心ください。「杖」となる技術は、いまたしかに育っています。私が取材するなかで出会った第一線の研究者や、現場の医療関係者の方々は、皆さん本当に真摯《しんし》に「杖」とならんとしていました。そうした日々の努力のなかから、新しい技術が次々と生まれています。「今日よりは明日がラクになるように」と願い、実現しようとする努力が続けられているのです。

日本はいま、リハビリの技術という意味では、世界で最先端を走っているといっても過言ではないと、私は確信しています。

だからこそ、そうした真摯な努力に目が向けられ、もっと評価されればと思います。

本編でも書きましたとおり、リハビリの制度や仕組みは複雑で、わかりにくい面もあります。しかし多少は面倒でも、それを知りうまく利用すれば、いろいろなことができる選択肢がすでに存在しています。少し努力し、そうした情報を理解することが、脳卒中280万人時代に生きる私たちにいま、求められているのかもしれません。

最後に至るまで、とりとめのない内容を書きました。

忙しい時間を割き、取材に応じてくださった研究者の皆さま、現場で日々、患者さんと向き合っている治療者の皆さま、そして、本当なら秘密にしておきたいご自分の症状や、介護の悩みについてお話しくださった皆さま。末尾になりましたが、厚く御礼を申し上げます。

本当に、ありがとうございました。

2011年8月

NHK番組制作ディレクター　市川衛

参考文献一覧

●はじめに

厚労省研究班「地域脳卒中発症登録を利用した脳卒中医療の質の評価に関する研究」(主任研究者：鈴木一夫)
平成19年　国民生活基礎調査
平成20年度国民医療費
Seshadri　et al. Stroke. 37:45-350(2006)

●第１章

(独) 理化学研究所脳科学総合研究センターホームページ
http://www.brain.riken.jp/jp/aware/neurons.html
(社) 日本脳卒中協会ホームページ
http://www.jsa-web.org/stroke/index.html
国土交通省道路局ホームページ
http://www.mlit.go.jp/road/soudan/soudan_10b_01.html
『脳から見たリハビリ治療』　久保田競／宮井一郎編著　講談社ブルーバックス
Taub et al. Society for Neuroscience (2008)

●第２章

『片麻痺回復のための運動療法』　川平和美著　医学書院
Kawahira et al. Brain Injury. 24(10): 1202–1213(2010)
野間、他 総合リハビリテーション 36(7): 695–699(2008)
鹿児島大学リハビリテーション医学ホームページ
http://www.kufm.kagoshima-u.ac.jp/~rehabil/koza/intrdct.html

●第３章

Nishimura et al. Science,318:1150-1155
戦略的創造研究推進事業ＣＲＥＳＴ　研究領域「脳の機能発達と学習メカニズムの解明」研究課題「神経回路網における損傷後の機能代償機構」研究終了報告書（研究代表者：伊佐正)

●第４章

牛場潤一　リハビリテーション医学 :47(2) 79-83 (2010)
Fujiwara et al. Neurorehabilitation and Neural Repair. 23(2):125-132(2009)

●第５章

Dobkin et al. Neurorehabilitation and Neural Repair. 24:235-242(2010)
Bray et al. The Journal of Neuroscience. 27(28):7498 –7507(2007)

●コラム

Siengsukon et al. Physical Therapy, 89:370–383(2009)
NHK ためしてガッテン「熟睡4鉄則！　睡眠力がよみがえる」(2009年5月27日放送)

巻末情報

●社団法人日本脳卒中協会

http://www.jsa-web.org/

社団法人日本脳卒中協会
脳卒中なんでも電話相談

http://www.jsa-web.org/denwa/

●社団法人日本リハビリテーション医学会

http://www.jarm.or.jp/

社団法人日本リハビリテーション医学会
地域別専門医リスト

https://member.jarm.or.jp/specialist.php

●鹿児島大学病院霧島リハビリテーションセンター

http://com4.kufm.kagoshima-u.ac.jp/kirishima_reha/

●慶應義塾大学医学部リハビリテーション医学教室

http://www.keio-reha.com/

●『片麻痺回復のための運動療法』川平和美著

DVD付き税込6510円・DVDなし税込4410円／ともに医学書院

※本書の情報は2011年8月現在のものです。

番組制作スタッフ

取材協力（敬称略・50音順）／
伊佐 正　牛場潤一　衛藤誠二　大西章也
鎌谷大樹　河野悌司　川平和美　下條信輔
下堂薗恵　野間知一　福岡山王病院
藤原俊之　宮井一郎　山下隆二　里宇明元
Andrzej Cichocki　Bruce Dobkin
Catherine Siengsukon
キャスター／藤田太寅
ナレーター／窪田 等
撮影／渡瀬竜介
照明／柏原正広
音声／落原 徹　渡辺博史
映像技術／八木 淳
CG制作／大塚裕介
編集／鈴木信夫
ディレクター／市川 衛
制作統括／安川尚宏

書籍制作スタッフ

装丁・アートディレクション／斉藤よしのぶ
本文デザイン／ベラビスタスタジオ
イラスト／おうみかずひろ
本文写真／市川 衛　宮崎恵理子
画像協力／理化学研究所脳科学研究センター
脳信号処理研究チーム
（カバー・P4左・P187）
校正／山田久美子
編集担当／佐々郁子

※「NHKスペシャル 脳がよみがえる〜脳卒中・リハビリ革命」（2011年9月4日放送）

NHKスペシャル
脳がよみがえる 脳卒中・リハビリ革命

著　者　市川衛
編集人　新井晋
発行人　伊藤仁
印刷所　大日本印刷株式会社
製本所　大日本印刷株式会社
発行所　株式会社主婦と生活社
東京都中央区京橋3-5-7　〒104-8357
☎03-3563-5058（編集部）
☎03-3563-5121（販売部）
☎03-3563-5125（生産部）
振替 00100-0-36364

ISBN 978-4-391-14106-1

落丁・乱丁の場合はお取り替えいたします。お買い求めの書店か、小社生産部までお申し出ください。